TRAITEMENT CHIRURGICAL DES PTOSES GASTRIQUES

PAR L'OPÉRATION DE PERTHES

RSITÉ DE MONTPELLIER
ACULTÉ DE MÉDECINE
N° 5

DU TRAITEMENT CHIRURGICAL
DES
PTOSES GASTRIQUES
PAR
L'OPÉRATION DE PERTHES

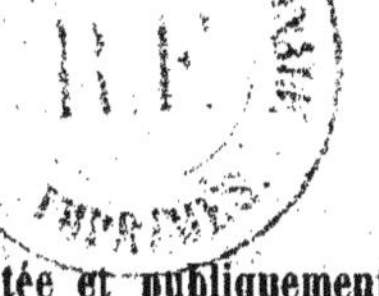

THÈSE

présentée et publiquement soutenue devant la Faculté de Médecine de Montpellier

Le 7 Juillet 1928

PAR

RAYMOND ACQUAVIVA
INTERNE DES HOPITAUX
Né le 26 novembre 1900 à Calacuccia (Corse)

POUR OBTENIR LE GRADE DE DOCTEUR EN MÉDECINE

Examinateurs de la Thèse		
	JEANBRAU, professeur,	*Président.*
	ESTOR, professeur.	*Assesseurs.*
	LAPEYRE, agrégé.	
	PUECH, agrégé.	

MARSEILLE
ÉDITION DE LA « REVUE MÉDICALE DE FRANCE ET DES COLONIES »
17, Rue Venture, 17

1928

UNIVERSITÉ DE MONTPELLIER

FACULTÉ DE MÉDECINE

N° 57

DU TRAITEMENT CHIRURGICAL

DES

PTOSES GASTRIQUES

PAR

L'OPÉRATION DE PERTHES

THÈSE

présentée et publiquement soutenue devant la Faculté de Médecine de Montpellier

Le 7 Juillet 1928

PAR

Raymond ACQUAVIVA

INTERNE DES HOPITAUX

Né le 26 novembre 1900 à Calacuccia (Corse)

POUR OBTENIR LE GRADE DE DOCTEUR EN MÉDECINE

Examinateurs de la Thèse		
	JEANBRAU, professeur,	*Président.*
	ESTOR, professeur.	*Assesseurs.*
	LAPEYRE, agrégé.	
	PUECH, agrégé.	

MARSEILLE

ÉDITION DE LA « REVUE MÉDICALE DE FRANCE ET DES COLONIES »

17, Rue Venture, 17

1928

PERSONNEL DE LA FACULTÉ

Professeurs

Anatomie	MM. J. DELMAS.
Histologie	VIALLETON.
Physiologie	E. HEDON.
Chimie biologique et médicale	DERRIEN.
Physique médicale	PECH.
Botanique et histoire naturelle médicales	N...
Anatomie pathologique	GRYNFELTT.
Microbiologie	LISBONNE.
Pathologie et thérapeutique générales	BOSC.
Pathologie médicale et clinique propédeutique	RIMBAUD.
Thérapeutique et matière médicale	VIRES.
Hygiène	BERTIN-SANS.
Médecine légale et médecine sociale	GAUSSEL.
Hydrologie thérapeutique et climatologique	GIRAUD.
Clinique médicale	DUCAMP. VEDEL.
Clinique chirurgicale	FORGUE, *assesseur.* ESTOR.
Clinique obstétricale	P. DELMAS.
Clinique des maladies mentales et nerveuses	EUZIERE, *doyen.*
Clinique ophtalmologique	VILLARD.
Clinique des malad. des enfants et hyg. du premier âge	LEENHARDT.
Clinique chirurgicale infantile et orthopédie	MASSABUAU.
Clinique gynécologique	DE ROUVILLE.
Clinique d'oto-rhino-laryngologie	N...
Clinique des maladies des voies urinaires	JEANBRAU.
Pharmacologie (ch. de cours)	GALAVIELLE.
Matière médicale (ch. de cours)	CABANNES.
Clinique propédeutique de chirurgie (ch. de cours)	RICHE.

Honorariat

Doyens honoraires : MM. VIALLETON et MAIRET

Professeurs honoraires : MM. RODET, BAUMEL, TEDENAT, MAIRET, GRANEL, VALLOIS, GILIS et TRUC

Secrétaire honoraire : M. IZARD.

Chargés de Cours complémentaires

Anatomie	MM. LAUX.
Clinique propédeutique de chirurgie	RICHE, professeur.
Histologie	TURCHINI.
Physiologie	L. HEDON.
Chimie appliquée à la clinique	Dr CRISTOL.
Médecine opératoire	SOUBEYRAN.
Pathologie externe	ETIENNE.
Pathologie chirurgicale et expérimentale	LAPEYRE.
Accouchements	COLL DE CARRERA.
Pathologie médicale	N...
Histoire naturelle médicale	GALAVIELLE, professeur.
Matière médicale	CABANNES, professeur.
Clinique des maladies syphilitiques et cutanées	MARGAROT.
Clinique des maladies des vieillards	BOUDET.
Stomatologie	WATTON.

Agrégés en exercice

Médecine	MM. MARGAROT. BOUDET. CARRIEU. BOULET. PAGES. PUECH.	**Anatomie**	MM. N...
		Histologie	TURCHINI.
		Chimie	N...
		Physique	LAMARQUE.
		Physiologie	L. HEDON.
		Obstétrique	COLL DE CARRERA.
Chirurgie	LAPEYRE. MM. ETIENNE.		

Examinateurs de la thèse

MM. JEANBRAU, professeur, *Président.*
ESTOR, professeur.
MM. LAPEYRE, agrégé.
PUECH, agrégé.

La Faculté de Médecine de Montpellier déclare que les opinions émises dans les dissertations qui sont présentées doivent être considérées comme propres à leur auteur et qu'elle n'entend leur donner ni approbation ni improbation.

A MA MERE ET A MON PERE

A MON ONCLE, LE COMMANDANT ACQUAVIVA

OFFICIER DE LA LÉGION D'HONNEUR

A MA TANTE MADELEINE

A MA SŒUR MIA

A MA SŒUR MARIE

A MON FRERE PASQUIN

VÉRIFICATEUR DES DOUANES A RABAT (MAROC)

A MON FRERE JEAN-BAPTISTE

A MON BEAU-FRERE, LE CAPITAINE JEAN ACQUAVIVA

CHEVALIER DE LA LÉGION D'HONNEUR, CROIX DE GUERRE

A MA BELLE-SŒUR JOSEPHINE

A MA BELLE-SŒUR MARIE-CATHERINE

A MON NEVEU MARCEL

A MES NIECES LOLETTE ET KETTY

A MON COUSIN, LE DOCTEUR J.-B. GIANSILY

A MON COUSIN, LE DOCTEUR DON EUGENE ACQUAVIVA

ANCIEN CHEF DE CLINIQUE CHIRURGICALE A L'ÉCOLE DE MÉDECINE

Benjamin d'une nombreuse famille, nous avons profité du travail de tous nos aînés. Qu'ils soient assurés de notre affection et de notre dévouement. Jamais nous n'oublierons leurs sacrifices.

A LA MEMOIRE DE MON ONCLE

LE CAPITAINE PASQUIN ACQUAVIVA

CHEVALIER DE LA LÉGION D'HONNEUR

A LA MEMOIRE DE MA SŒUR ISIDORINE ACQUAVIVA

A LA MEMOIRE DE MON COUSIN

LE DOCTEUR DON JOSEPH ACQUAVIVA

CHIRURGIEN EN CHEF DES HOPITAUX DE MARSEILLE

A MONSIEUR LE DOCTEUR FELIX PIERI

CHIRURGIEN EN CHEF DES HOPITAUX

Qui nous a inspiré cette thèse. En reconnaissance de l'enseignement reçu dans son service et de ses multiples bontés à notre égard.

A MONSIEUR LE DOCTEUR CHARLES MATTEI

PROFESSEUR DE THÉRAPEUTIQUE A L'ÉCOLE DE MÉDECINE
MÉDECIN DES HOPITAUX

Avec toute la respectueuse affection d'un cœur qui se souvient.

A MONSIEUR LE PROFESSEUR GUERIN-VALMALE

PROFESSEUR DE CLINIQUE OBSTÉTRICALE A L'ÉCOLE DE MÉDECINE
CHEVALIER DE LA LÉGION D'HONNEUR

Nous avons été conquis par l'ampleur de son enseignement et par sa haute conscience. Notre passage dans son service a décidé de de notre spécialisation. Nous considérerons toujours comme un grand honneur d'être un de ses modestes élèves.

A MONSIEUR LE DOCTEUR PIERRE MOIROUD

CHARGÉ DE COURS DE MÉDECINE OPÉRATOIRE A L'ÉCOLE DE MÉDECINE
CHIRURGIEN DES HOPITAUX

A son affection pour mon cousin, nous devons d'avoir été accueilli dans son service en ami. Nous lui devons d'aimer la gynécologie. Tous nos remerciements pour l'intérêt qu'il nous a toujours porté et pour la liberté qu'il nous a laissée dans son service.

A MONSIEUR LE DOCTEUR DE VERNEJOUL

CHEVALIER DE LA LÉGION D'HONNEUR
CHIRURGIEN DES HOPITAUX

En reconnaissance des belles leçons de chirurgie qu'il nous a données et de la confiance dont il nous a honoré.

A MONSIEUR LE DOCTEUR JUGE

CHIRURGIEN EN CHEF DES HOPITAUX

A MONSIEUR LE DOCTEUR MELKIOR-ROBERT

CHIRURGIEN EN CHEF DES HOPITAUX

A MONSIEUR LE DOCTEUR PAUL VIGNE

DERMATOLOGISTE DES HOPITAUX

Dont nous avons eu l'honneur d'être l'Interne.

A MONSIEUR LE DOCTEUR EDOUARD MICHEL

de « Bormes-Les-Mimosas »

MÉDECIN-CHEF DES HOPITAUX DE MARSEILLE

Son enseignement, tout empreint d'un léger scepticisme médical, nous a été profitable.

A MES PREPARATEURS A L'INTERNAT

LE DOCTEUR DON EUGENE ACQUAVIVA

ANCIEN CHEF DE CLINIQUE CHIRURGICALE

LE DOCTEUR CHARLES BRAHIC

ANCIEN CHEF DE CLINIQUE CHIRURGICALE

LE DOCTEUR JOSEPH ZUCCARELLI

MÉDECIN DES HOPITAUX

Nous leur devons le meilleur de notre formation médicale.

A MES CAMARADES D'INTERNAT

MEIS ET AMICIS

A MON PRESIDENT DE THESE

MONSIEUR LE PROFESSEUR JEANBRAU

PROFESSEUR DE CLINIQUE DES MALADIES DES VOIES URINAIRES
COMMANDEUR DE LA LÉGION D'HONNEUR

Nous sommes doublement confus de l'accueil que vous nous avez réservé et du grand honneur que vous nous faites en acceptant de présider cette thèse.

A MON JURY DE THESE

INTRODUCTION

L'étude des ptoses gastriques, affection qui domine toute la pathologie digestive, est de date relativement récente. Longtemps confondues avec les « dilatations gastriques », les « atonies gastriques », elles ont fini par acquérir une individualité, surtout depuis l'emploi systématique des rayons X. Ceux-ci ont révélé plusieurs variétés de ptoses gastriques et ont permis de donner une définition exacte de cette affection. L'étude clinique faite par Glénard a grandement profité des progrès de la radioscopie et du laboratoire. Le traitement était, jusqu'à ces dernières années, à peu près uniquement médical. En effet, malgré les publications de Rosving, de Duret, la plupart des chirurgiens français avaient condamné toute intervention pour ptose gastrique. Depuis la fin de la guerre, une réaction inverse se produit. Les gastropexies se multiplient ; le traitement chirurgical est accueilli avec plus de faveur. En France et à l'étranger, une floraison de « procédés nouveaux » plus ou moins ingénieux apparaît. Des observations isolées, ou des statistiques sont publiées avec résultats satisfaisants. Notre Maître, M. le Docteur Piéri, chirurgien des hôpitaux, a eu l'occasion d'intervenir trois fois pour ptoses gastriques. Une observation a été publiée, les autres sont inédites. M. le Docteur Poucel, chirurgien des hôpitaux, a bien voulu nous confier l'observation d'une malade appartenant à sa clientèle de ville. Les quatre résultats ont été, dans l'ensemble, bons. Le procédé employé a été celui de Perthes, modifié par Pauchet. Sur les conseils de M. le Docteur Piéri, nous avons décidé de consacrer notre thèse à l'étude des gastroptoses et surtout de leur traitement chirurgical. Après avoir défini la ptose gastrique, nous préciserons, à la lumière de travaux récents, les signes cliniques et radioscopiques, les indications du traitement chirurgical, les procédés employés, puis les résultats. Enfin, une critique générale des techniques employées nous permettra d'apprécier la supériorité de l'opération de Perthes.

Définition des ptoses gastriques

La *ptose gastrique, vraie ou complète,* où la grosse tubérosité se décolle de la coupole diaphragmatique, est tout à fait exceptionnelle. Au contraire, *la ptose complète,* où la grosse tubérosité reste en place, le bas-fond gastrique subissant seul le déplacement vertical, est très fréquenté. C'est elle que nous aurons surtout en vue dans cette étude. Remarquons que le terme de ptose est impropre, mais l'usage l'ayant consacré, nous le conserverons. Les termes de « dislocation verticale de l'estomac » (Lyon, Ramond), ou « d'allongement vertical de l'estomac » (Faroy), seraient plus exacts.

En résumé, on désigne, sous le nom de ptoses gastriques, les états dans lesquels la portion mobile de l'estomac s'abaisse plus ou moins au-dessous de son niveau normal (Le Noir et Agasse-Lafont).

ETIOLOGIE

Elle est multiple. Dans certains cas, la ptose serait congénitale, mais s'aggraverait progressivement avec l'âge. Il existe alors des ptoses viscérales associées. Bouchard et Tuffier ont incriminé une débilité congénitale de la fibre musculaire lisse.

Dans un deuxième ordre de faits, la ptose peut être consécutive à une constriction thoracio-abdominale (abus du corset trop serré), qui amène un refoulement vers l'abdomen du diaphragme, du foie et de l'estomac. Mais surtout les grandes causes sont : *l'amaigrissement et le relâchement de la sangle abdominale.* Pour terminer, mentionnons qu'il s'agit presque toujours d'une femme, et que le « tempérament névropathique » joue un rôle très influent.

Signes radiologiques

Nous distinguerons divers types :

1° Estomac en J : la tubérosité et le pylore sont en place. Seul, le bas-fond est descendu. Il n'y a pas d'atonie, pas de dilatation ;

2° Estomac plus ptosé, avec ptose pylorique et début d'atonie ;

3° Estomac très ptosé avec atonie marquée et dilatation. Ici, la partie moyenne de l'estomac est étirée, réalisant une fausse biloculation, facilement réductible par le relèvement.

Il nous faut maintenant étudier si ces lésions constatées ou la radioscopie s'accompagnent ou non de troubles de l'évacuation gastrique.

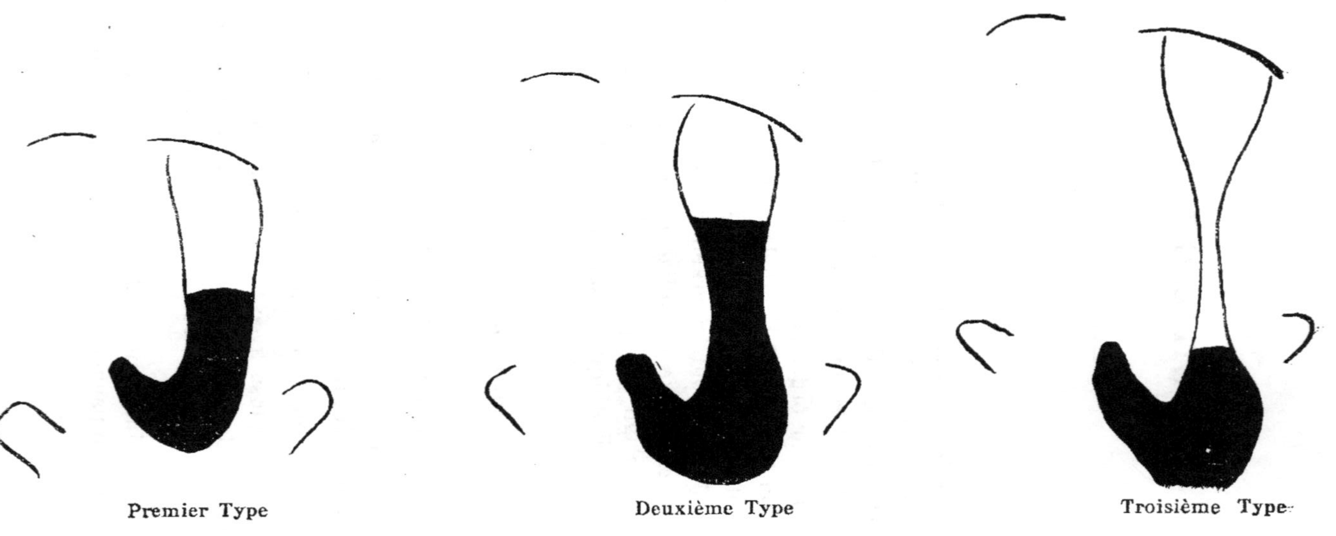
Premier Type
Deuxième Type
Troisième Type

Troubles de l'évacuation gastrique

Bouchut a examiné trente-sept femmes ou hommes atteints de ptose gastrique, et a étudié chez eux la contractilité et le mode d'évacuation de l'estomac. Chez ces malades, c'étaient des ptoses classiques (partie supérieure fixe, partie moyenne étirée, partie horizontale et pylore dans le bas-ventre.

Chez ces malades, la ptose gastrique n'entraînait pas de ptose duodénale totale. Il y avait seulement allongement du bulbe duodénal entraîné en bas par le pylore, tandis que son angle sous-hépatique reste en place.

Les troubles gastriques nombreux accusés par ces malades, n'avaient rien de caractéristique : pesanteur, ballonnement, éructation avec ou sans pyrosis, d'où phénomènes gastralgiques sans horaire fixe, variable d'un jour à l'autre, et chez tous symptômes nerveux accusés : angoisses, vertiges, palpitations, signes de neurasthénie.

Voici les résultats de ces examens :

Pas un seul cas où l'évacuation du mélange baryté ne fût achevé trois heures et demie après l'ingestion.

Dans 6 cas, l'évacuation était terminée en 30 minutes.
Dans 8 cas, » » » en 1 heure.
Dans 6 cas, » » » en 2 heures.
Dans 10 cas, » » » en 3 heures.
Dans 7 cas, » » » en 3 heures et demie.

Donc, *il n'existait pas de retard à l'évacuation.*

Celle-ci était normale ou accélérée. Cette dernière anomalie s'explique par un excès de péristaltisme, mais aussi par une insuffisance pylorique par inhibition du sphincter.

Si, dans une ptose gastrique, il y avait trouble de l'évacuation, il faudrait craindre un ulcus pylorique.

Le péristaltisme était à peu près normal, les ondes pas très vives, pas très profondes, mais nettes, régulières, bien rythmées.

L'estomac ptosé, conclut Bouchut, a certainement perdu une partie de ce tonus, puisqu'il s'est laissé allonger démesurément, mais cependant sa contractilité persiste pour assurer une évacuation presque normale.

M. le Docteur de Luna, médecin des hôpitaux de Marseille, classe les ptoses en deux groupes :

1° *Des ptoses qui ne retentissent pas sur l'évacuation* et qui répondent aux deux types radiologiques suivants :

a) Le premier : allongement de l'organe, étiré en sablier, avec bas-fond situé au-dessous de la ligne bis, iliaque, avec maintien du pylore en place ;

b) Le deuxième : la pyloroptose accompagne la gastroptose. Il y a en même temps allongement du bulbe duodénal, entraîné par le pylore.

Dans ces deux formes, la tonicité gastrique est simplement diminuée.

2° *Les ptoses compliquées d'un trouble des fonctions motrices.* On peut en étudier deux variétés :

a) *Ptoses avec retard de l'évacuation pylorique d'origine purement mécanique,* par coudure pyloro-duodénale et myasthénie de l'estomac.

b) *Ptoses accompagnées d'ulcérations pyloriques.*

L'image radiologique est celle de la gastropyloroptose complète avec atonie.

L'étude radioscopique de l'évacuation montre la présence, dans le bas fond de l'estomac après le délai normal, d'une stase bismuthée égale, suivant les cas, au quart, au tiers de la moitié de la dose ingérée.

Nous pouvons donc conclure que la ptose légère, la ptose du premier degré, n'entraîne aucun trouble de l'évacuation, mais à mesure qu'elle devient plus prononcée, qu'elle entraîne dans son mouvement de descente le pylore et même le duodénum, elle retentit, plus ou moins, sur l'évacuation gastrique. Ces troubles semblent dus à la déficience musculaire de l'estomac, à la fermeture, de degré variable, de l'orifice gastro-duodénal qu'entraîne la traction sur le duodénum, enfin, au spasme pylorique.

ETUDE CLINIQUE

Les troubles fonctionnels sont de trois ordres, la ptose entraînant des troubles digestifs, des troubles nerveux, des troubles généraux.

a) *Les troubles digestifs* n'ont rien de caractéristique et se confondent avec ceux de la plupart des gastropathies : appétit diminué ou complètement disparu, douleurs nulles ou vives, parfois post-prandiales localisées à la région sous-hépatique, parfois tardives avec brûlures, regurgitation acide simulant l'ulcus. L'aérophagie est fréquente, les vomissements rares.

Mais ce qui est plus caractéristique, c'est que le ptosique souffre au creux épigastrique, surtout dans la station debout et d'autant plus que l'estomac est plus rempli. Cette sensation de tiraillement diminue notablement et peut même disparaître quand le malade se met dans le décubitus dorsal.

Le système sympathique, tiraillé par la ptose, est troublé ; aussi trouvons-nous des douleurs, surtout sous forme de cœlialgies.

Enfin, la persistance et la répétition de malaises, l'insuffisance de l'alimentation, créent un état neurasthénique, souvent très marqué chez les prédisposés.

b) *Les troubles généraux* consistent en amaigrissement, lassitude, état de dénutrition, dus à la défectuosité de la digestion, aux troubles de l'évacuation, aux anomalies quantitatives et qualitatives de la sécrétion.

c) *Les signes physiques* :

Dans la *station debout*, de *profil*, le ventre fait saillie dans la région sous-ombilicale, ventre en besace. Le creux épigastrique est excavé ; on y perçoit les battements de l'aorte abdominale.

A la palpation, le malade étant à jeun, on détermine du clapotage gastrique. La recherche des limites du clapotage par l'auscultation, ou de l'auscultation associée à la percussion (Faroy), peuvent être utilisées.

La recherche de la sensibilité du plexus solaire est de la plus haute importance pour le diagnostic. La plupart des malades peuvent se soulager en s'allongeant. La preuve immédiate peut en être faite par le médecin en se plaçant derrière le dos et en élevant la masse intestinale avec ses mains entrecroisées à la partie inférieure de l'abdomen (signe de la sangle). Si l'on relâche brusquement la masse des viscères, le malade accuse une sensation subite de douleurs plus ou moins vive.

La même pression profonde au point solaire réveille ou exaspère la douleur ressentie par le malade debout.

EVOLUTION

Tel est rapidement brossé le tableau clinique de l'affection. Nous avons vu qu'elle peut, suivant son degré, ne se traduire que par des troubles légers, ou bien entraîner à la suite toute une série de désordres graves qui, par leur persistance et leur aggravation progressive, réalisent une véritable infirmité.

Cette ptose, une fois constituée, devient-elle définitive ? Ici encore intervient :

1° *La notion de degré.* Il est certain que pour une ptose légère où le bas-fond stomacal seul est abaissé, les lésions ne doivent constituer qu'un épisode dans la vie du malade, et qu'un traitement médical et orthopédique judicieusement conduit doit être suivi de « restitutio ad integrum » ;

2° Dans les cas de ptose gastrique marquée, avec ptose pyloro-duodénale associée, début d'atonie, troubles sérieux de l'évacuation, une thérapeutique médicale améliorera la malade, sans la guérir, dans la grande majorité des cas, mais ne lui permettra que rarement de mener une existence normale. Ces cas sont aussi justiciables du traitement chirurgical ; nous nous appliquerons tantôt à en fixer les indications ;

3° Enfin, la ptose gastrique considérable, associée à celle des autres organes abdominaux, constitue une lésion à peu près définitive. Le traitement chirurgical doit être formellement rejeté ; le traitement médical sera suivi d'amélioration insignifiante.

Indications opératoires. — Schématiquement, nous pourrions diviser les ptoses gastriques en cas légers, cas moyens, cas graves.

Pour toutes ces formes, notre ligne de conduite sera-t-elle unique ? Certes, non. Reconnaissons tout d'abord que dans la plupart des cas, la gastroptose reste une affection médicale. La question ne se discute pas pour les ptoses légères, qui guérissent en un temps plus ou moins long sans intervention. De même, la ptose grave avec atonie complète doit être traitée par l'abstention, car jamais l'intervention chirurgicale ne rendra ses fonctions à un organe qui a perdu sa contractilité, qui est en état d' « asystolie gastrique ».

C'est dans les formes moyennes que la chirurgie doit chercher ses cas. L'anathème, lancé par Doyen et Hartmann, doit être levé. La chirurgie a fait ses preuves en manière de gastroptose, et nous verrons tantôt, en passant en revue les cas publiés en France et à l'étranger depuis 1920, combien les résultats sont intéressants. Cela tient à ce que les indications ont été plus judicieusement posées et que les techniques, en se modifiant, se sont perfectionnées. Et si nous ajoutons aux améliorations qui suivent l'opération, l'inocuité à peu près absolue de celle-ci, et son extrême simplicité, nous comprendrons aisément que l'orientation du traitement se fasse vers la chirurgie. Mais dans quelle forme est-il indiqué d'intervenir ?

1° « *Dans les formes moyennes à symptômes fonctionnels et généraux marqués, avec troubles de l'évacuation, avec diminution de la contractilité de l'estomac* ».

On pourra nous répondre que ces formes s'améliorent habituellement par le traitement médical ! D'accord : mais combien de temps nous faudra-t-il par le repos, le régime, les ceintures, la gymnastique pour faire rétrocéder les lésions et amener notre malade à un état voisin de la normale ? A coup sûr, plus longtemps que par une intervention chirurgicale, qui, remettant l'organe en place, *de façon définitive*, supprime aussitôt les sensations douloureuses, permet la reprise précoce de l'alimentation, et remonte rapidement la malade. Mais, dira-t-on, une sangle abdominale élastique réalise les mêmes avantages. Il nous sera facile de répondre que les sangles élastiques, ou inextensibles doublées de pelotes, ne sont pas tolérées par tous les malades, à cause d'une hyperesthésie spéciale de tous les viscères abdominaux, en particulier chez les individus à côlon spasmé. De plus, le port d'une sangle, surtout à pelote, est gênant, et il faut considérer que cet appareil de contention doit être appliqué très longtemps, souvent deux ou trois années. Enfin, il est des malades qui, malgré une diététique sévère régulièrement suivie, la gymnastique, le port d'une sangle, ne se sentent pas soulagés. Chez ceux-là, l'intervention nous semble indiquée.

Chez certains malades, l'estomac est fixé dans sa statique vicieuse par des adhérences au côlon ou à un autre viscère ; chez d'autres, l'effrondement du gros intestin est tel qu'il est impossible d'obtenir sa réduction avec celle de l'estomac.

Dans toutes ces éventualités, l'intervention nous semble indiquée.

Enfin, on se souviendra que ces malades sont des femmes, à tempérament nerveux, que la lenteur du traitement médical désespère, et qui sont au contraire mises en confiance par la rapidité du soulagement après intervention chirurgicale.

Contre-Indications

Il y en a une formelle : c'est la dilatation gastrique avec *atonie* complète ; intervenir dans ces cas-là c'est se vouer à un échec certain.

De même la coexistence de ptoses graves, d'autres viscères (foie, rein) est une contre-indication.

Un état général très grave, voisin de la cachexie, devra également faire rejeter le traitement chirurgical.

Enfin, il ne semble pas qu'il faille opérer les malades ayant dépassé soixante ans.

TRAITEMENT

1° *Traitement médical*

Nous serons très bref sur ce chapitre. Il se trouve dans tous les traités classiques et a été magistralement tracé par M. le Professeur Carnot dans un article du *Paris Médical,* 1923.

Il se résumera en : repos au lit, alimentation d'où seront exclus les aliments susceptibles d'encombrer un estomac facile à distendre ou susceptibles de donner lieu à des fermentations diverses ou à un séjour prolongé de l'estomac ; psychothérapie chez des malades à tempérament neurasthénique, réduction orthopédique de la ptose et contention par une sangle.

2° *Traitement chirurgical*

Nous exposerons d'abord tous les procédés opératoires parus en France et à l'étranger depuis 1920. Nous donnerons au fur et à mesure les résultats obtenus par ces divers auteurs. Nous terminerons par la critique de ces différentes méthodes, mettant en lumière le perfectionnement que constitue l'opération de Perthes, modifiée par Pauchet.

Pust soutient que, pour être logique, l'opération doit porter sur l'estomac lui-même et au niveau de sa musculeuse. Pour cela, l'auteur commence par délimiter, sur la paroi gastrique antérieure, un segment en demi-lune dont les deux courbes répondent à la grande et à la petite courbure de l'estomac, et allant de la grosse tubérosité à la région pylorique. Un surjet séro-séreux à la soie unit les deux bouts de ce croissant ; on le renforce ensuite par un deuxième surjet. Ainsi se trouve constituée une véritable bandelette de soutien longitudinale. Ce procédé est simple et exempt de dangers.

L'auteur rapporte douze cas observés de six mois en un an et demi après l'intervention, qui ont tous donné de bons résultats et ont été vérifiés radiologiquement.

Douglas Bissell a basé sa technique de gastropexie sur les travaux de Rovsing : petite laparotomie épigastrique, un peu à droite de la ligne médiane, de façon à pénétrer dans l'abdomen à droite du ligament rond du foie. Ce ligament est sectionné. L'estomac est ensuite extériorisé et par insufflation avec un tube introduit par l'œsophage gonflé jusqu'à replétion complète, ce qui facilite beaucoup le passage des fils fixateurs dans la paroi gastrique. Quatre fils de lin sont placés transversalement dans la séro-musculeuse, parallèlement à la direction de la petite courbure, sur 7 ou 8 cent. de long. En regard de leur partie moyenne et perpendiculairement à leur direction, deux ou trois fils sont placés verticalement à 1 cent. d'intervalle. On scarifie légèrement la zone gastrique et le péritoine pariétal, qui devront s'accoler. Les bouts libres des fils sont passés de dedans en dehors à travers la paroi, ceux de gauche, près du rebord csotal gauche, ceux de droite, à mi-chemin, entre l'incision et le rebord costal droit. Ainsi l'estomac est, pour sa plus grande partie, fixé à gauche de la ligne médiane. Après suture de l'incision abdominale, ces fils sont noués sur un paquet de gazes.

Cette fixation aurait pour avantages de ne pas entraver sérieusement la mobilité et la motilité de l'organe.

Weiss donne la technique suivante :

Trois fils de soie sont faufilés dans l'épaisseur de la paroi antérieure de l'estomac, parallèlement aux courbures. Le premier est placé au-dessous de la petite courbure, le deuxième à deux centimètres au-dessous des précédentes, le troisième à trois centimètres au-dessus de la grande courbure. Les extrémités libres de ces fils furent ensuite attirés au dehors en traversant toute l'épaisseur de la paroi abdominale. On scarifie le péritoine gastrique et la zone correspondante du péritoine pariétal. Après suture de l'incision, les deux extrémités de chaque fil furent noués sur un tampon.

L'auteur relate plusieurs observations de malades qui toutes furent améliorées de façon rapide et durable.

Abrashanow a imaginé un procédé qui consiste à suspendre l'estomac à la paroi abdominale antérieure au moyen de bandelettes aponévrotiques.

Après incision de la peau et avant d'ouvrir le péritoine, on taille sur le feuillet antérieur de la gaine du droit trois lanières aponévrotiques longues de 4 ou 5 centimètres et larges de 10 à 15 millimètres.

Puis, sur la face antérieure de l'estomac, près de la petite courbure, on fait trois petites incisions, l'une à deux travers de doigt à gauche du pylore, la seconde sur la ligne médiane, la troisième plus près du cardia. Les incisions n'intéressent que la séreuse et la musculeuse et permettent de creuser trois tunnels sous-muqueux, longs d'environ 2 centimètres, dans lesquels on fait passer les lanières aponévrotiques. Celles-ci sont, d'autre part, introduites dans les faits à l'aponévrose dans l'angle supérieur de l'incision et fixées à ce niveau par une suture.

L'auteur a employé ce procédé chez huit malades ; ceux-ci, revus après trois mois, accusaient une rémission nette des symptômes et l'estomac était bien maintenu dans sa nouvelle position.

Klapp et Reiss conseillent de faire la gastropexie en accrochant l'estomac aux côtes. Incision parallèle au rebord costal gauche. On passe au travers de la paroi antérieure trois à cinq fils. Les deux extrémités de chaque fil sont alors conduites au travers de la paroi pour être nouées ensemble autour de la côte ou du cartilage costal formant le rebord thoracique.

Ce procédé, décrit en 1898 par Colphe, semblait tombé dans l'oubli. Les auteurs l'on remis à l'ordre du jour. Ils ont opéré par ce procédé 9 malades.

Les résultats ont été satisfaisants : amélioration rapide des troubles gastriques, reprise progressive du poids. Malheureusement, ces opérés ont accusé, par la suite, des douleurs intercostales persistantes, sans doute par ligature du nerf.

Braïzerx, partant de cette idée que le côlon transverse est toujours encore plus abaissé que l'estomac et l'entraîne par sa traction, fait une fixation du mésocôlon tranverse toujours allongé à la paroi abdominale antérieure à la hauteur de l'extrémité des dixièmes côtes. Ainsi le côlon se trouve remonté. Son poids agit sur la paroi abdominale et non plus sur l'estomac, et le mésocôlon fixé fournit à celui-ci un solide soutien.

Gilbride a traité les ptoses gastriques par le raccourcissement de l'épiploon gastro-hépatique.

Un premier fil de catgut chromé traverse la paroi gastrique à la partie supérieure de la petite courbure. Il est faufilé ensuite verticalement, ascendant, à travers le petit épiploon, le plus haut possible, puis redescend parallèlement jusqu'au voisinage de son point de départ. Un second, puis un troisième fil suivent un trajet analogue à la partie moyenne de la petite courbure et près du pylore. Pour éviter les vaisseaux de la petite courbure, l'aiguille doit traverser la paroi gastrique parallèlement au grand axe de l'estomac, puis passer en avant des vaisseaux coronaires, en les enjambant, avant de pénétrer dans le petit épiploon. Quand tous les fils sont posés, les deux chefs de chacun sont liés et tirés ensemble, ce qui raccourcit l'épiploon et relève l'estomac, sans toutefois le fixer ni au foie, ni à la paroi.

L'auteur a pratiqué sept fois cette opération, et toujours avec d'excellents résultats.

Martin (de Berlin) est un partisan convaincu du traitement chirurgical dans les formes graves de la ptose gastrique, rebelles au traitement médical et orthopédique et de la gastrectomie transversale, c'est-à-dire de l'opération la plus radicale, comme opération de choix.

Cet auteur part du principe que la cause première de la ptose est dans l'estomac lui-même. Il y aurait une faiblesse congénitale, une insuffisance musculaire de la portion cardiaque de cet organe, tandis que le segment pylorique conserverait toujours sa force et sa tonicité.

Cette différence des deux parties de l'estomac pourrait se constater à l'intervention et l'auteur l'explique par des raisons tirées de l'embryologie et de l'anatomie comparée.

Il en conclut, au point de vue pratique, que, pour guérir, il faut réséquer tout le segment supérieur de l'estomac, depuis le voisinage immédiat du cardia jusqu'à l'autre pylorique.

Il rapporte, avec de longs détails, l'histoire de quatre femmes opérées de la sorte et suivies à longue échéance avec un résultat excellent. Ces malades, qui souffraient depuis des années, restreignaient considérablement leur alimentation, étaient amaigris et neurasthéniques, sont en parfaite santé, ont repris une vie active et parfois un travail pénible. L'augmentation des poids varie de 15 à 20 livres. Les radiographies permettent d'apprécier la valeur du résultat au point de vue de la morphologie gastrique.

Schelsinger, ayant remarqué que l'estomac ptosé est atonique dans sa partie moyenne, dont les parois s'affaissent et viennent au contact, a eu l'idée de supprimer cette partie moyenne par une résection uniforme. On restitue ainsi à l'estomac une forme à peu près normale. On améliore les conditions de son évacuation, on supprime la compression exercée par lui sur le côlon transverse et qui est cause de constipation.

A cet article fait suite l'observation d'une malade de 51 ans présentant des troubles gastriques intenses, avec évacuation ralentie et dont la grande courbure descendait près du bord supérieur de la symphyse. Après l'intervention, les signes gastriques se sont annulés, l'évacuation se faisait en deux heures et le poids avait augmenté de 12 livres.

Bastianelli traite les gastroptoses par la gastro-entérostomie postérieure à anse longue (15 à 16 cent.). La gastro-entérostomie à anse courte, telle qu'on la pratique habituellement, aurait l'inconvénient d'entraver la mobilité gastrique, en particulier de s'opposer au mouvement de rotation passive de l'estomac pendant la digestion. Dans la plupart des cas, Bastianelli complète la gastro-entérostomie par l'exclusion du pylore.

L'auteur a opéré huit femmes. Chez toutes, la grande courbure atteignait ou dépassait en bas la ligne bas-iliaque. Toutes présentaient des troubles fonctionnels sérieux ; un retard de l'évacuation gastrique variant de quatre à douze heures, une dénutrition profonde. Dans tous les cas, sauf un concernant un malade très cachectique, l'opération a été suivie de la disparition de tous les troubles fonctionnels et d'une notable élévation du poids.

R. Gobell, dans un travail récent, analyse 137 observations de malades atteints de gastroptose grave opérés à la clinique Aushar entre 1908 et 1925.

Dans les cas les plus légers, on pratiqua la plicature gastrique d'après Bircher (19 cas).

En présence de vaisseaux nombreux et dilatés sur le pylore et le duodénum, d'adhérences ou encore d'une cicatrice nette sur le pylore, on effectua l'exclusion du pylore et la gastro-entérostomie rétrocolique postérieure (62 cas, 2e groupe).

Dans les cas de gravité moyenne, on complète, ou compléta l'opération ci-dessus par une plicature gastrique d'après Bircher (3e groupe).

Pour les cas les plus graves, on fit à la fois gastropexie et gastro-entérostomie (21 cas). Dans 5 cas, enfin, on utilisa diverses méthodes opératoires (4e groupe).

Les résultats obtenus furent :

Pour le premier groupe : Sur 11 malades revus, 72,7 % favorables, 27,3 % défavorables.

Pour le deuxième groupe : Sur 39 cas revus, 26 fois de bons résultats (soit 66,6 % des cas), 8 fois des résultats satisfaisants (soit 20,5 %), 5 fois des résultats défavorables (soit 12,9 %).

Il y avait eu 3,2 % de mort opératoire.

En résumé, 87,1 % de résultats favorables.

Pour le troisième groupe : 24 malades ont été revus ayant donné 16 bons résultats (soit 66,6 % des cas), 5 résultats satisfaisants (soit 20,9 % des cas), 3 résultats défavorables (soit 12,5 % des cas).

Il y avait eu un mort.

Soit, en résumé, 87,5 % de résultats favorables.

Pour le quatrième groupe : Sur 16 cas vus à distance, on a noté : 9 bons résultats (56,3 %), 4 résultats satisfaisants (25 %), 3 résultats défavorables (18,7 %).

Soit, en résumé, 81,3 % de résultats favorables.

Considérations sur ces interventions et leurs résultats

Comme on a pu le voir, cette étude porte sur 180 cas de ptoses gastriques, opérées par des procédés différents. Chaque auteur accuse des succès, des résultats satisfaisants et des résultats défavorables.

Notons d'abord deux morts, une de complications pulmonaires, l'autre de complications cardiaques. Ceci ne peut, en aucune façon, porter atteinte à la bénignité de l'intervention, mais doit nous inciter à mettre les malades dans les meilleures conditions possibles pour éviter les accidents post-opératoires. C'est dire qu'il faudra relever leur état général et pratiquer la vaccination pulmonaire systématique.

Les résultats favorables, avec guérisons durables, s'élèvent à une proportion qui va de 80 à 90 %. La statistique de Gobell, la plus détaillée, est à ce sujet bien démonstrative. Malheureusement, nous n'avons pas pu nous procurer l'article original. Il eût été intéressant de disséquer ces observations, de voir à quel type radiographique elles appartenaient, si elles s'accompagnaient ou non de troubles de l'évacuation.

Dans une proportion qui varie de 10 à 20 %, les malades n'ont retiré aucun bénéfice de leur intervention. Ici encore, nous ne possédons aucune conclusion sur le degré de la ptose, sur le degré d'atonie, l'existence d'une dilatation. Aussi sommes-nous dans l'impossibilité de tirer une conclusion sur les causes de ces échecs.

Mais nous retiendrons la très forte proportion de guérisons obtenues. N'est-ce point là le plus bel argument en faveur de l'intervention chirurgicale ?

Et cependant tous ces procédés, toutes ces techniques ne nous satisfont pas.

1° *Les procédés qui fixent la face antérieure de l'estomac à la paroi abdominale* sont justiciables de deux reproches : ils sont *douloureux* et *antiphysiologiques.*

Ils sont douloureux parce que les contractions du muscle gastrique et le poids de l'estomac rempli tirent sur les adhérences gastro-pariétales, et qui dit tiraillement d'adhérences, dit douleurs.

Ils sont anti-physiologiques, puisqu'ils arrêtent, au milieu de leur course, les mouvements péristatiques qui, partis de la grosse tubérosité, aboutissent au pylore. L'estomac étant un organe libre dans la cavité abdominale, toute intervention qui ne respecte pas cette mobilité est rationnelle.

Nous devons mentionner cependant les intéressantes études de Grignani (de Pavie) sur la physiologie des gastropexies faites sur des lapins et des chiens. Cet auteur, par l'examen radioscopique, a vérifié que la contractilité de l'estomac, ainsi fixée, était normale et que son évacuation était aussi rapide, parfois même plus rapide que celle d'un estomac libre. Ces expériences sont à retenir, mais les conditions statiques ne sont pas les mêmes chez les quadrupèdes que chez l'homme.

2° La gastroplicature diminue le volume de l'estomac, mais ne corrige pas la ptose. Il y a donc persistance des troubles de l'évacuation. Ainsi Roux (de Lausanne) a été obligé de réintervenir trois mois après la gastroplicature.

3° La gastro-entérostomie « ne videra pas l'estomac prolabé et augmentera, la plupart des cas, les malaises dans des proportions telles qu'on devra réintervenir pour supprimer la gastro-entérostomie » (Pauchet). Elle expose au *circulus viciosus* à cause de l'atonie gastrique (Lecène). Elle peut être suivie d'ulcus peptique (Pauchet).

4° La résection segmentaire de l'estomac est une opération grave par elle-même, mais grave aussi à cause de la mauvaise qualité des parois gastriques amincies et anémiées, et à cause de l'état général de ces malades. Elle est donc à rejeter.

5° Le raccourcissement de l'épiploon gastro-hépatique constitue un progrès en ce sens qu'il réduit la ptose tout en conservant la liberté des mouvements de l'estomac. Mais l'épiploon gastro-hépatique est faible et incapable à lui seul de supporter le poids d'un estomac plein. Aussi voit-on, à la longue, chez les malades opérés par ce procédé, les ptoses se reproduire.

Avantages de l'opération de Perthes

Perthes, en 1920, a imaginé un procédé qui échappe à toutes les critiques précédentes. Il se sert du ligament falciforme pour suspendre l'estomac et ce ligament, renforcé au besoin par une lanière aponévrotique prise sur l'aponévrose du grand droit de l'abdomen à gauche, est assez puissant pour maintenir la correction de la ptose. De plus, il n'y a par ce procédé aucun contact entre la face antérieure de l'estomac et la paroi gastrique, donc pas de douleurs et pas de gêne du péristaltisme.

Technique de l'opération de Perthes, modifiée par Pauchet

Elle a paru dans le fascicule VI de la pratique chirurgicale éloignée de Pauchet.

« Cette opération consiste à détacher le ligament suspenseur du foie au niveau de l'ombilic, à le libérer sur toute sa longueur jusqu'au bord inférieur du foie, où il prend son insertion anatomique normale, dé là à le fixer le long de la petite courbure de l'estomac, depuis le pylore jusque vers le cardia, puis à lui faire traverser la paroi abdominale gauche et à le fixer à une côte. Le ligament est passé avec une aiguille mousse dans l'épaisseur de la paroi gastrique, creusant ainsi un tunnel intramusculaire » (Pauchet). Tel est le principe ; les détails de technique sont minutieusement décrits par Pauchet dans son livre.

Résultats

Perthes et Pauchet, dans les suites éloignées, ont eu trois malades guéris sur quatre. Notre camarade *Volpatti,* dans une thèse inspirée par M. le Docteur Prat (de Nice), mentionne que ses malades sont sinon toutes guéries, du moins toutes nettement améliorées. De même nos trois malades ont grandement bénéficié de l'intervention.

Cette amélioration se manifeste cliniquement par la disparition des douleurs, de la pesanteur après les repas, la meilleure qualité de la digestion. Aussi ces malades augmentent-elles rapidement de poids, en même temps que leur état général devient meilleur. Evidemment, on ne peut pas parler de guérison. Nos malades ont été revues six mois en moyenne après leur intervention, et c'est trop tôt pour pouvoir porter des conclusions définitives. Mais l'amélioration a été, dans tous les cas, si nette que, cliniquement, elle équivaut à une guérison. Nos trois malades, qui étaient devenues de véritables infirmes, ont pu reprendre une vie à peu près normale.

Radiologiquement, quels sont les résultats ?

Chez certains malades, l'estomac est abaissé seulement au niveau de la grande courbure. Il semble qu'il y ait là une atonie secondaire localisée. C'est le cas le plus fréquent. Le bas-fond est, en général, au niveau de la ligne bis-iliaque. Au remplissage, il est légèrement en cuvette, mais les contractions sont bonnes, énergiques. Il n'y a pas de retard à l'évacuation. On peut en déduire que « l'amélioration des troubles après l'opération n'est pas toujours liée à un bon résultat anatomique » (Perthes).

Chez quelques malades, il y a ptoses nouvelles de l'estomac et du pylore. Ces échecs ne sont pas nombreux, mais ils existent. Ils peuvent être dus à l'atonie gastrique complète, à une hépaptose, à une faiblesse des ligaments, ou à une faute de technique. Toutes ces causes peuvent d'ailleurs manquer.

Enfin, chez quelques malades, on peut noter l'involution de l'estomac et le retour complet à l'état normal.

Considérations générales

Comme on le voit, l'orientation du traitement des ptoses gastriques semble se faire vers la chirurgie. Affections habituellement rebelles au traitement médical, lassant la patience des malades et... des médecins, elles ont tout à gagner de l'intervention, en tenant compte des remarques que nous avons exposées au sujet de ses indications. L'intervention pratiquée, il faudra aider la guérison par le régime et la gymnastique qui consolideront les résultats. Ceux-ci sont autrement rapides et durables si on opte pour la chirurgie que si on s'éternise à prescrire des médications et des régimes.

OBSERVATIONS

OBSERVATION I

(Docteur F. Pieri)

Marie N..., 40 ans, vient me consulter en octobre 1923. Elle souffre, depuis quelques années, de troubles gastriques ; depuis un an, ces malaises se sont accusés : crampes, ballonnements, aigreurs, mais surtout pesanteur d'estomac, survenant trois heures après le repas, atténuée par la position horizontale. Pas de vomissements, sauf de rares exceptions.

Des traitements multiples, des régimes variés et longtemps poursuivis, le port d'une ceinture ne l'ont pas améliorée. Elle a maigri de 18 kilos.

L'examen montre un sujet encore assez robuste, malgré son amaigrissement. La palpation ne révèle ni tumeur, ni résistance au niveau de la région gastrique ou vésiculaire. Clapotage marqué sous-ombilical gauche. Points douloureux sous-épigastriques ; battements aortiques à ce niveau.

Les autres viscères sont normaux ; ni hépato, ni néphroptose. Paroi abdominale conservant une bonne tonicité.

Une radioscopie faite antérieurement avait montré de la ptose gastrique. L'Administration de génésérine parut apporter une amélioration légère qui ne fut pas de longue durée.

En janvier 1924, je conseillai à la malade d'entrer à l'hôpital pour complément d'examen et intervention possible.

Cette perspective ne fut pas du goût de la malade qui attendit encore sept mois avant de se décider. Souffrant toujours, elle entre à l'hôpital le 20 octobre 1924.

L'examen somatique ne montre aucune particularité nouvelle. *Radioscopie* (Dr Huguet).

Ptose de l'estomac avec bas-fond à trois travers de doigt au-dessous des crêtes iliaques et élargies. Contractions immédiates, hyperkinésie.

On remarque une dilatation du segment prépylorique. Malgré des contractions violentes, il n'y a pas d'évacuation au début. Quelques instants après, les évacuations sont visibles. Mais le bulbe se dilate mal. La seconde portion du duodénum est juste derrière le bulbe et le vestibule.

A la fin de la radioscopie, le bas-fond est encore plus bas qu'au début.

Une radiographie de la vésicule n'a pas décelé la présence de calculs.

Chimisme : Le tubage à jeun ramène 80 cmc de liquides, sans résidu alimentaire.

Acidité totale : 1,6. Acide chlorhydrite, litre : 0,5. Acides de fermentation : 0,6. Acides combinés : 0,5.

Réaction de Meyer : négative.

Ni sucre, ni albumine dans les urines. Azotémie : 0,37.

Intervention le 26 octobre 1924. Anesthésie : éther.

Laparotomie sus-ombilicale gauche.

A l'exploration, estomac très allongé, pas d'ulcère de la petite courbure, pylore, duodénum. A noter une laxité très marquée de ce dernier qui se laisse attirer hors de l'abdomen, jusqu'au genou supérieur. Vésicule non calculeux.

Gastropexie à la Perthes-Pauchet.

Fermeture de la paroi aux crins ; suites opératoires normales et apyrétiques. Ablation des points au 10e jour.

La malade n'a eu qu'une alimentation légère pendant la première quinzaine et ne s'est levée qu'au 20e jour, pour éviter des tractions trop précoces sur son estomac.

Le résultat fonctionnel immédiat a été excellent. La malade ne souffre plus, digère bien ce qu'elle prend.

Revue le 20 janvier 1925, elle accusait une augmentation de poids de 5 kilos.

Revue le 5 février, elle nous dit avoir éprouvé un peu de pesanteur à deux reprises différentes.

Examen radioscopique (Dr Huguet) : 5 février.

Trois heures et demie après ingestion de gélobarine, la moitié environ se trouve dans l'estomac qui est agité de violentes contractions péristaltiques, se succédant presque sans interruption. Certaines de ces contractions aboutissent à des évacuations duodénales.

Le remplissage de l'estomac se fait normalement. Le fond arrive au niveau de la ligne bis-iliaque. Peu à peu la substance opaque s'accumule dans le bas-fond.

Les contractions sont toujours vives et aboutissent à des évacuations duodénales. Le bulbe se remplit alors complètement ; il est situé verticalement et correspond au bord de la colonne vertébrale.

OBSERVATION II

Mme R... Angèle entre à l'hôpital, le 15 janvier 1926, salle Coquaud, service de M. le Dr Piéri, pour douleurs abdominales, vomissements, constipation. Agée de 45 ans, elle a toujours souffert de l'estomac. Radioscopiée à différentes reprises, on lui a dit qu'elle avait une dilatation de l'estomac. Un régime l'avait améliorée pour quelque temps. Depuis huit ans, aggravation nette. Flattulence après les repas avec érectations, mauvaise haleine, douleurs survenant deux heures après les repas. Depuis un an, amaigrissement progressif, vomissements surtout glaireux, rarement alimentaires. Douleurs au niveau du pylore et de la région sous-hépatique. Avec cela constipation assez marquée ; la malade ne va à la selle que tous les trois ou quatre jours. Notons également des troubles sympathiques nets et un état névropathique voisin de la neurasthénie.

A l'examen, femme très maigre, pesant 42 kilos, avec abdomen distendu. Signe de la sangle positif. Azotémie : 0,35. B.W. négatif.

Examen radioscopique (Dr Huguet) le 20 janvier 1926.

Nombreuses images d'aérocolie et d'aérogastrie.

Après ingestion de gélobarine, l'estomac est de tonicité diminuée avec apparence de biloculation par atonie. Le bas-fond descend plus bas que le dehors supérieur. Contractions gastriques très diminuées. Cinq heures après, il existe encore du liquide baryté, en forte quantité, dans l'estomac (environ le tiers). Donc ptose gastrique avec atonie incomplète.

Une semaine se passe à remonter la malade (sérum physiologique, huile camphrée).

Le 26 janvier, intervention. Anesthésie à l'éther.

Estomac très abaissé, très mince, mais aucune irrégularité de contours, aucune induration.

Fixation par le ligament rond. Technique de Pauchet.

Les suites opératoires ont été troublées. Agitation extrême avec délire. Hoquet. Lavage d'estomac quotidien a fait disparaître le hoquet. L'alimentation a pu être reprise, mais la malade disait « avoir un poids sur l'estomac » et souffrait après les repas. Il persistait un certain degré d'obnubilation mentale avec idées bizarres.

Examen radioscopique de contrôle (Dr Huguet) le 18 février 1926.

Estomac hypotonique, avec étirement médian ; le bas-fond est au niveau de la ligne bis-iliaque. Il existe bien des contractions gastriques, mais peu énergiques.

Cinq heures après l'ingestion de gélobarine, il persiste encore un *très léger résidu* dans le bas-fond, très peu de choses ; quantité bien inférieure à celle qui persistait après cinq heures avant l'intervention.

Cette malade est sortie, sans prévenir personne, le 23 février dans la soirée, et il nous a été impossible de la retrouver.

OBSERVATION III

Mme P... Emma, 52 ans, ménagère.

Entrée à l'hôpital le 12 mai 1927, pour troubles gastriques.

Début il y a douze ans par douleurs abdominales diffuses avec sensation de pesanteur dans le bas, vomissements bilieux, mis sur le compte d'un fibrome utérin, pour lequel la malade est hystérectomisée. L'intervention n'est suivie d'aucune amélioration. Persistance des vomissements.

En dix ans a subi différents examens médicaux ; soignée pour entérite, ulcère de l'estomac, lithiase biliaire. Aucune amélioration, mais aggravation progressive. Hospitalisée salle Coquaud, service de notre Maître M. le Dr Piéri.

Le 12 mai 1927. C'est une femme pâle, maigre, ridée, à la peau flasque et sèche. Son histoire semble assez nette : anorexie, mauvaises digestions, nausées continues, vomissements par crises alimentaires, douleurs généralisées à tout le ventre, surtout marquées en position debout, calmées par le repos horizontal. Aurait maigri de 15 kilos.

Debout, ventre saillant, surtout dans la région sous-ombilicale. Couché, clapotis à jeun. Hyperesthésie générale du ventre. Pas de ptose hépatique, pas de ptose rénale.

Le 14 mai 1927, examen radioscopique (Dr Huguet).

A jeun, on constate qu'il existe un peu de liquide résiduel. L'ingestion de gélobarine confirme la présence abondante de liquide. L'estomac descend à deux centimètres environ au-dessous de la ligne bis-iliaque.

Un deuxième examen, six heures plus tard, montre qu'il existe un résidu gastrique baryté important, surmonté d'un liquide semi-opaque. Cependant contractions espacées, mais efficaces. De nombreuses anses grêles, cæcum et ascendant sont imprégnés.

Le 19 mai 1927, intervention chirurgicale. Anesthésie à l'éther. Laparotomie.

Estomac ptosé, pâle, aminci, sans signes d'ulcus. Gastropexie par le ligament falciforme (Technique de Pauchet).

Dans la nuit qui a suivi l'intervention, vomissements ayant cédé à un lavage d'estomac pratiqué le lendemain 20 mai. Les 3e et 4e jours, diète liquide : eau minérale glacée. Malgré cela état nauséeux persistant avec insomnie. Le 23 mai, nouveau lavage d'estomac, depuis tout est rentré dans l'ordre rapidement. L'estomac est devenu tolérant et a permis la réalimentation progressive. Vingt jours après l'intervention, la malade n'a plus vomi, a longuement engraissé et se sent mieux.

Examen radioscopique de contrôle (Dr Huguet) le 15 juin 1927.

Pas de liquide de stase. Le bas-fond est à un centimètre au-dessus de la ligne bis-iliaque. Le remplissage débute toujours par la partie inférieure. Contractions gastriques importantes. Pas de retard de l'évacuation.

Cette malade est sorti de l'hôpital le 18 juin, ayant pris 2 kilos et n'ayant plus vomis depuis la reprise de l'alimentation. On lui a conseillé le port d'une ceinture.

Elle est revenue se montrer le 12 août 1927. Son état général était considérablement amélioré. Un examen radioscopique avait conclu à la parfaite suspension de l'estomac.

OBSERVATION IV

(Observation due à l'obligeance de M. le Docteur Poucel, chirurgien en chef des Hôpitaux)

Mme F..., 29 ans.

Vue le 9 mai 1927. A ce moment, souffre de l'estomac depuis cinq ou six ans. Sensations de pesanteurs après les repas. Ecœurements aboutissant quelquefois à des vomissements glaireux peu abondants. Pas de vomissements alimentaires, pas d'hématémèses. En 1925, son état fait penser à de l'appendicite chronique. On lui a fait une appendicectomie qui ne l'a pas améliorée. Depuis trois ans, malaises beaucoup plus accentués : brûlures, pesanteurs, envies de vomir n'aboutissant que rarement à de vrais vomissements. Le plus souvent il n'y a que des glaires blanches.

A cette date, la malade a été radioscopiée à l'Hôtel-Dieu. On lui a dit que son estomac tombait et fonctionnait mal.

A suivi différents traitements : magnésie bismuthée, gastrosodine, régime des dilatés ; soutien du ventre par une ceinture. Cela sans aucun résultat.

A essayé sans succès d'aller à la montagne et en est revenue encore plus fatiguée.

Actuellement sensation presque constante de mal au cœur. A maigri de 10 kilos. Pèse 44 kilos.

A l'examen, malade amaigrie, teint terreux. Abaissement stomacal, clapotage. Pas de température. Légère douleur de la région épigastrique dans la position debout.

Le 13 mai 1927, examen radioscopique (M. le Dr Félix). A 8 heures et demie, la radioscopie silhouette un estomac à bords étirés dont le bas-fond est à deux travers de doigt de la symphyse pubienne. Il prend au remplissage une forme en J, mais il perd rapidement cet aspect pour donner l'impression d'une cuvette arrondie.

Le péristaltisme est nul au début, mais 15 minutes environ après le début de l'examen, les parois se contractent, la masse opaque est creusée de quelques incisures. A ce moment, le passage dans le duodénum de la bouillie opaque se voit mal.

Mais en relevant l'estomac jusqu'au niveau de la ligne bis-iliaque, le vidage se fait normalement et le duodénum nettement silhouetté montre un bulbe et ses autres segments normaux.

Le fond de l'estomac se relève au fur et à mesure de l'évacuation de son contenu.

12 heures, un tiers du radiopaque demeure dans le bas-fond stomacal.

16 heures. La moitié du radiopaque trouvé à 12 heures reste dans le bas-fond stomacal.

19 heures. L'estomac est vide de son contenu. Cependant il persiste une ligne mageuse dans sa partie inférieure. Le côlon transverse est ptosé tangent à la ligne sus-pubienne.

Le 14 mai, à 9 heures, le côlon transverse est fortement imprégné de boryte, en ptose.

Conclusions. — Estomac à parois hypotoniques, relâchées, mais pouvant encore se contracter. Evacuation lente. Vidage retardé. 7 heures environ à 8 heures. Tiraillement du duodénum, mais aucune lésion pyloro-duodénale ni des parois de l'estomac. Retard dans le cheminement du train opaque dans l'intestin, par suite de la ptose de cet organe.

Le 14 juin 1927, la malade est améliorée par le repos en position couchée, pieds du lit surélevés. Mais les malaises recommencent dès que la vie active est reprise.

Le 15 juin 1927, intervention (Dr Poucel).

A l'exploration, estomac globuleux et aminci. Pylore absolument normal. Pas de ganglions. Aucun symptôme de lésions organiques. Opération de Perthes Technique de Pauchet. On avait fait, une demi-heure avant, un lavage d'estomac. Opération simple et rapide. En fixant le ligament falciforme, on retient notablement l'estomac.

Suites opératoires tout à fait bénignes. Aucun choc, on n'a pas à faire de lavages d'estomac.

Presque immédiatement, la malade se sent mieux et n'a plus ses maux de cœur. Elle reprend du poids.

En février 1928, très grande amélioration. Cependant, on ne peut dire qu'elle est absolument normale. Estomac capricieux. A certains moments, les repas passent sans s'en apercevoir, et de temps en temps, un repas occasionne de la pesanteur. Exceptionnellement, vagues sensations de brûlures. Elle se trouve mieux en ne faisant pas de régime, comme si son estomac avait besoin d'être stimulé.

CONCLUSIONS

1° La ptose gastrique est un état dans lequel la portion mobile de l'estomac s'abaisse plus ou moins au-dessous de son niveau normal. Il s'agit donc de ptose incomplète, la grosse tubérosité restant en place.

2° Les formes moyennes, à symptômes fonctionnels généraux et marqués, avec troubles de l'évacuation, avec diminution de la contractilité de l'estomac, sont justiciables du traitement chirurgical.

3° La dilatation avec atonie complète, « asystolie gastrique », la coexistence de ptoses d'autres organes (foie, rein), un état général voisin de la cachexie, constituent des contre-indications.

4° La meilleure opération est celle de Perthes, modifiée par Pauchet. Elle corrige la ptose et n'entrave pas les mouvements de l'estomac. Elle est bénigne et facile.

5° Les résultats sont satisfaisants dans 80 à 90 % des cas, caractérisés cliniquement par la disparition des troubles gastriques, la reprise du poids, le relèvement de l'état général. Radioscopiquement, on ne trouve aucun retard à l'évacuation, malgré la persistance d'un certain degré de ptose du bas-fond gastrique. L'amélioration des troubles n'est donc pas toujours liée à un bon résultat anatomique.

6° Le traitement médical et orthopédique est nécessaire pour parfaire les résultats.

BIBLIOGRAPHIE

ARENA G. — Dilatation hypertrophic stenosis of pylorus, with extreme gastrectasia and gastroptosis. *Riforma medica*, 29 nov. 1926, pp. 1129-1131.

ARNONE G. — Illustrazione di casi gravi di gastro-ptosi, ectasia e di gastroptosidolichia e dei risultati operatori di essi. *Cultura Medica Moderna* Palermo, 1925, IV, pp. 367-371.

G. ARENA. — Hypertrophie stenosis of pylorus with extreme gastrectasia and gastroptosis. *Riforma Medica*, nov. 1926, p. 1129.

ALEXANDER A. — Druckpunktsymptom bei Gastroptose. *Deutsche Med. Wchuschr.* Leipz. & Berl., 1918, XLIV, p. 435.

AUSTIN A.-E., BARNES J. & BROOKS W.-J. — The influence of gastroptosis on gastric secretion and motility. Interstate. M. J. Saint-Louis, 1916, XXIII, pp. 737-741.

ADDA. — Dilatation et ptose gastrique, facteurs mécaniques de constipation rebelle. Importance des données radiologiques. Congrès pour l'Avancement des Sciences, Tunis, 26 mars 1913.

ABRASHANOW E. — Un procédé plastique de gastropexie. Analyse *in Journal de Chirurgie*, 1925, p. 440. *Zentralblatt für Chirurgie.* Tome LII, 1er août 1925, pp. 1707-1708, 2 fig.

BIRCHER E. — Ueber Gastroptose und Gastropexie. *Cor. Bl. f. Schweiz Aerzte*, Basel. 1917, XLVII, pp. 385-402.

BROWN T.-R. — The cause of the symptoms of gastroptosis ; the significance of congenitally fixed high duodenum and of duodenal or pyloric adhesions, and the value of pylorioplasty in the treatment of such cases. *Med. Clin. N. Am. Phila.*, 1917, I, pp. 185-189.

BEHAN R.-J. — A method of correcting the stomach dilatation in gastroptosis. *Ann. Surg. Phila.*, 1916, LXIII, pp. 541-543, 1 pl.

BERJEA H.-D. — The surgical treatment of gastroptosis. Zenn. M. J. Athens, 1913-1914, XVII, pp. 527-533 (Discussion), 542-545.

BACKMAN W. — Some constitutional pathologic questions. II. Gastroptosis as a constitutional anomaly. *Finska läk.-sallsk. handl.*, Helsingfors, 1914, 1014-1047.

De Butler d'Ormont. — Gastroptose. *La Pratique Chirurgicale Illustrée* de Victor Pauchet, Paris, 1925, fasc. vi, pp. 5-18.

Beckev L. — Aussergewöhnticher Fall einer Magensenkung bis in den Hodensack. *Ztschrift f. Arztl. Fortbild.* Iena, 1925, xxii, pp. 357-360.

Bastianelli L. — Quel doit être le traitement chirurgical de la ptose et ectasies gastriques avec troubles fonctionnels : plicature, pexie, gastro-entérostomie ou association de ces diverses interventions ? *Archivio italiano di Chirurgia,* t. vii, fasc. 4, décembre 1923, pp. 387-400.

Braizew W.-R. — Eine Methode der chirurgischen Behandlung der Gastroptose. *Zentralblatt für Chirurgie.* Leipzig, 1925, lii, pp. 2245-2248.

Bensaude, Aimé et Rachet. — L'examen radiologique de l'estomac en position genucubitale. *Arch. d. Mal. de l'Appareil digestif* (etc.), Paris, 1924, xiv, pp. 519-522.

Bonniger M. — Zur Frage der Gastroptose. Klin. Wchuschr. Berlin, 1923, ii, p. 1505.

Bonchut L. — Les troubles de l'évacuation dans les ptoses gastriques. *Lyon Médical,* 1922, cxxxi, pp. 349-351.

Baastrup (Chr. J.). — Treatment of gastroptosis. *Ugeskr. f. Laeger,* Kjobenh, 1920, lxxxii, pp. 1019-1022.

Bissell D. — Gastropexy. *Am. J. Obst.* New-York, 1919, lxxix, pp. 613-643.

Bastianelli. — La gastroptose et son traitement chirurgical. *Archives italiennes de Chirurgie,* décembre 1923.

MM. Bensaude, Grégoire et Rachet. — La situation de l'estomac dans la position genucubitale et dans la position de lordose dorso-lombaire. Soc. Gastro-entérologie Paris, mai 1924. *Arch. Mal. Appar. Digestif,* t. xiv, 1924, p. 510.

Buller L.-J. — Gastroptose en gastropexie. *Nederl. Tifdschr. v. Geneesk.,* Amst. 1912, ii, pp. 1931-1935.

Baduel C. — La diagnosi radioscopica e la terapia fisica della-ipotonia e della ptosi gastrica. *Idrologia e Climatologia.* Firenze, 1912, xxiii, pp. 502-510.

Bönniger M. — Die Gastroptose und ihre Eutstehung. Verhandl. d. Berl. *Med. Gesellsch,* 1910. Berl. 1911, xli, L. Teil, pp. 40-51.

Borgbjar A. et Fischer J.-F. — Die Wirkungen einer Binde bei der Gastroptose. Eine Klinisch röntgenologische Studie. *Arch. f. Verdauungskz.,* Berl. 1912, xviii, pp. 441-459, 3 pl.

Brown T.-R. — The gastric contents in gastroptosis. *New-York Medical Journal* (etc.), 1911, xciv, p. 571.

Berg J. — Om gastroptos och gastropexi. Nord. Tidsskr. f. Terapi Kobenh, 1910-11, ix, pp. 122-128, 177, 217.

Berjea H.-D. — The surgical treatment of gastroptosis. *American Journal Gastro-Enterologia,* Philadelphia, 1911, i, pp. 1-8.

Bondet. — Présentation de schémas radioscopiques dans des cas de ptose de l'estomac. *Montpellier Médical,* 1912, xxxiv, p. 631.

Burke M.-O. — Gastroptosis. *Virginia Medical* Semi-Monthly, Richmond, 1909-10, xiv, pp. 522-524.

BERJEA H.-D. — The surgical elevation of the stomach in gastroptosis by suture of the gastrohepatic omentum. *Journ. Amer. Med. Assoc. Chicago,* 1910, LIV, pp. 766-770.

L. BOUCHUT et L. RAVAULT. — Les pyloroduodénites. *Archives des Maladies de l'appareil digestif* (etc.), Paris, février 1927, pp. 121-150.

H. CRONSE. — Type of gastroptosis demanding surgery. *Southwestern Medical,* april 1927, pp. 163-166.

CASE A. — Of marked gastroptosis due to overating. Ugesk f. Laeger, Kobenk, 1922, LXXXIV, pp. 1085-1088.

COLANERI L.-J. — La ptose de l'estomac et du duodénum. Synthèse clinique et radiologique. *Thèse* de Paris, 1918-19.

CARNOT P. — Les ptoses gastriques et leur traitement. *Paris Médical,* 1923, XLVII, pp. 421-425.

CONVAN P.-C. — On dropping of the stomach ; a study based on a series of 150 cases. Quart. *J. Med.* Oxford, 1921-22, XV, pp. 144-146, 4 pl.

CROUSE H.-C. — Utilizing the falciform ligament as an adjunct gastroptotic support. *American J.* Surgic, New-York, 1918, XXXII, pp. 241-243.

CAVAZZA E. — Sulla gastroptosi : osservazioni radiologiche e terapia. *Policlinica,* Roma, 1920, XXVII, sez. prat., pp. 47-50.

CLARK O. — Gastroptose. *Brazil. Med.* Rio-de-Janeiro, 1919, XXXIII, pp. 77-79.

CONNON M. — Three cases of gastroptosis treated by gastropexy (Rovsing). *British Medical Journal,* London, 1916, II, p. 250.

CHASE R.-F. — Recent observations on the influence of the position of the stomach on certain aspects of gastroptosis. *J. Amer. Med. Assoc.* Chicago, 1913, LX, pp. 421-423.

P. CARNOT. — La clinico-digestion vespérale dans le régime des ptoses. *Paris Médical,* n° 14, 1924. Analyse *in Arch. Mal. Appareil digestif,* Paris, 1925, p. 196.

CALLOWAY A.-M. — Gastroptosis. *Therapeutic Gazzette* (etc.). Detroit. 1910, 3 ser., XXIII, pp. 11-14.

DISQUÉ. — Ueber Atonie und Gastroptose. *Med. Klin.* Berl., 1913, IX, pp. 175-177.

DURAND G. et RAULOT-LAPOINTE. — La contention des ptoses de l'estomac. *Bull. et Mém.* Soc. Méd. des Hôpit. de Paris, 1911, 3 sér., XXXI, pp. 8-20.

DORRANCE J.-M. — Gastropexy. *Internat. Clinic.* Phila., London 1911, 21. 1., 2, pp. 150-152, 2 pl.

D'ESTE S. — Sula gastro-stenoplastica e sopra un nuovo processo operativo per la riduzione reale e permanente dello stomaco ectasico. *Clinica Chirurgica* Milano, 1915, XXIII, pp. 1033-1077, 9 pl.

DERYNZHINSKY S.-F. — Problems of surgical treatment of ptosis and dilatation of the stomach. *Khirurgia. Mosk.* 1912, XXXI, pp. 333-351. Archiv. f. *Klin. Chir. Berl.,* 1912, XCVIII, pp. 758-782.

DICE S.-D. — A plaster support for gastroptosis. *J. Amer. Med.* Assoc. Chicago, 1911, LVII, p. 1125.

DANIÉLOPOLU, SIMICI, DIMITRU. — Recherches sur la motilité de l'estomac chez l'homme. *Compte rendu* Soc. Biol. Paris, 1923, XCI, p. 93.

VON DEHN O. — Anatomischer und röntgenologischer Beitrag zur Lehre von der Gastroptose. *Fortschr. a. d. Geb. d. Röntgenstrahlen.* Hamburgh, 1923, XXXI, Kongressheft, p. 44.

DAVISON C. — Intermittent obstruction due to gastroptosis. *Surgery Gynecol. & Obstetr.* Chicago, 1921, XXXII, pp. 184-186.

DOWNES W.-A. — Gastroptosis with persistent vomiting. *Ann. Surg.* Philadelphia, 1915, LXI, pp. 477-479.

DUMONT. — Maigreur et ptose d'estomac. *Monde Médical,* Paris, 1922, XXXII, p. 296.

DELORT M. — Essais d'évaluation métrique du bombement inférieur de l'abdomen, son rapport avec la ptose du bas-fond de l'estomac, ses applications pratiques. *Journ. Méd.* de Paris, 1920, XXXIX, p. 216.

DUCROT E.-M.-L. — Essai de détermination par les rayons X des facteurs qui concourent à réaliser la ptose de l'estomac. *Thèse* de Paris, 1924.

EGGERS H. — Ueber die Hanfigkeit der Magensenkung in Mexiko und ihre Ursachen. (Zugleich ein Beitray zur vergleichenden Krankheitsforschung) *Krankheitsforschung* Leipzig, 1925-26, pp. 411-447.

ELTER H. — Chirurgische Behandlung der Gastroptose und der Chronischen Gastritis. *Deutsche Ztschr. f. Chir.* Leipz., 1925, CXCII, pp. 266-274.

EDHOLM G. — La gastroptose. *Acta. Med. Scandin.* Stockholm, 1924, LX, pp. 33-37.

ED ENRIQUEZ. — Ptose et dilatation atonique de l'estomac. Contention de la ptose par la pelote pneumatique hypogastrique. *Presse Médicale,* 1908, p. 25, 11 janvier.

EVE F. — The surgical treatment of gastroptosis ; being an analysis of a series of twenty cases, with special reference to the results of operative treatment. *British Medical Journal,* London, 1910, I, pp. 1098-1101.

FREUND L. — Zur Bandagenbehandlung der Gastroptose. *Wien. Klini.* Wehnschr, 1911, XXIV, p. 803.

FABER K. — Om gastroptose og gastropexi. *Nord Tidsskr. f. Terapi.* Kobenh, 1910-11, IX, pp. 218-239.

FRANK L. — Prolapse of the stomach and intestines ; with report of a cases and exhibition of prints of skiagraphs. Lonisville *Monthly Journ. Med. & Surg.,* 1912-13, XIX, pp. 33-41.

FAROY, DERON, GRENIER et CHEVALLIER. — La ptose gastrique dans ses rapports avec l'hyperchlorydrie et l'ulcère de l'estomac. *Paris Médical,* 2 avril 1927, pp. 327-330.

K. FABER. — Des rapports existant entre la forme de la cage thoracique et la forme de l'estomac. *Arch. Mal. Appareil Digestif,* t. XVI, n° 9, nov. 1926, pp. 969-986.

FASANO. — De la gastroptose, en particulier de son association avec l'hépatoptose. *Archivio italiano di Chirurgia* (Bologne). Vol. XVII, fasc. 2, janvier 1927.

G. FAROY. — Quelques considérations sur l'allongement vertical de l'estomac (ptose). *Le Monde Médical*, 1er novembre 1927, pp. 905-912.

FABER K. — Die Gastroptosen-Frage. *Klin. Wchnschr.* Berl. 1923, II, pp. 813-817.

G. FAROY. — L'allongement vertical de l'estomac. *La Médecine*, Paris, juillet 1923, n° 10.

FLEISCHER F. — Einiges über die gastroptose und ihre Behandlung. *Reichs-Med.-Anz.*, Leipzig, 1910, XXXV, pp. 300-309.

Drs FERRY et SCHAAFF. — Du siège de la gastro-entérostomie dans les dilatations atoniques de l'estomac. L'involution gastrique post-opératoire. Calcification intrasplénique. Soc. de Gastro-Entérol. de Paris, 7 juillet. *Arch. Malad. Appareil Digestif*, 1924, t. XIV, pp. 734-742.

GANNAT G. — La clino-digestion dans les ptoses. *Thèse* de Paris, 1926.

GOVAERTS A. et CORNIL. — Les dyspepsies réflexes. *Bruxelles Médical*, 1927, p. 944.

GAZAGNAIRE J. — Contribution au diagnostic et au traitement des ptoses gastriques. *Thèse* de Paris, 1911.

C. GONZALEZ. — Hernias del estómago. *Rev. de med. y cirug. práct.* Madrid, 1912, XCV, pp. 49-55.

GOLDTHWAIT J.-E. et BROWN L.-T. — The cause of gastroptosis and enteroptosis, with their possible importance as a causative factor in the rheumatoid diseases. *Boston Medical and Surgical Journal*, 1910, CLXII, pp. 695-703, 3 pl.

GUSSANDER G. — Om gastroptos och dess operativa behandlung. *Lund*, 1912, 4, 106, 66, VIII, pp. 8°.

GARJET G. — La dislocation verticale de l'estomac. Pathogénie. Traitement. *Congrès français de Chirurgie*, Paris, 8 octobre 1909, p. 1024.

GOEBETT R. — Zur Operation der Gastroptose. *Zeutralblatt für Chirurgie*, 1927, LIV, n° 25, 18 juin, p. 1546.

GÖBETT G. — Ptosis results of operative treatment stomach. *Archiv. für Klin. Chir.*, 1927, pp. 266-281.

GROSS W. — Ptosis technic of operation for prolapse of liver and stomach. *Deutsche Medicinischen Wschn*, 28 janvier 1927, p. 196.

GUYOT J. et AYGNESPARSSE M. — Ptose gastrique traitée par la gastroplicature et la gastropexie. *Journal de Médecine de Bordeaux*, 1919, XLIX, p. 416.

GIORDANO D. — Di una paziente affetta da gastroptosi, nella quale si trovo anche una lacuna nell' epiploon gastrocolico. *Riforma Medica*, Napoli, 1926, XLII, p. 217.

GAULTIER R. — Gastrotonométrie clinique ; ses résultats dans le diagnostic et le traitement des atonies gastriques. *Journal Méd.* Paris, 1925, XLIV, p. 203.

R. GRIGNANI. — Ptosis value of direct fixation. *Arch. ital. di Chir.*, 1926, pp. 439-460.

GRÉGOIRE. — Anatomie médico-chirurgicale de l'abdomen. La région thoraco-abdominale, Paris, 1920, pp. 106-107, Baillière.

GRACE J.-J. et OSEREND W. — On the genesis of constitutional gastroptosis. Lancet, London, 1915, I, pp. 1173-1175.

GUTIERREZ A. — Gastroptosis y gastrectomia. *Rev. Assoc. Med. Argent.*, Buenos-Aires, 1922, XXXV, Sect. Soc. de patol. quir., pp. 143-146, 1 pl.

GILLORIDE J.-J. — Gastropexy by shortening the gastro-hepatic omentum with anatomie and physiologic considerations. *Journ. Amer. Med.*, Assoc. Chicago, 1923, LXXX, pp. 1745-1748, 7 fig.

GROSS. — Technique de l'opération de l'hépato et de la gastroptose. *Deutsche mediziniche Wochenschrift.* Leipzig, an LII, n° 5, 28 janvier 1927.

A.-F. HURST. — Roentgenography so called gastric hypertonies and gastroptosis and atonic dilatation of stomach. Guy's Hospital Report, janv. 1927, pp. 22-32. *British Journal Radiol.*, avril 1927, pp. 131-141.

HOYER S. — Borborygmus formed in a sagging U-shaped stomach. A case history with remarks especially in operations for gastroptosis. *Norsk Mag. f. Laegevidensk*, Kristiania, 1924, LXXXV, pp. 116-119.

HARRIS S. et CHAPMAN J.-F. — A clinical and roentgenographic study of gastroptosis ; observations in one thousand gastro-intestinal patients. *Journal Amer. Med.* Assoc. Chicago, 1922, LXXIX, pp. 1832-1838.

— Gastroptosis. *Medical Progress.* Louisville, 1922, XXXVIII, pp. 231-236.

HERTZ A.-F. — Gastroptosis. *Archives de Radiol. et Electrother.*, London, 1915, XX, pp. 143-150.

HALL-EDWARDS J.-T. — The diagnosis and treatment of gastroptosis. *British Medical Journal,* London, 1921, I, pp. 698-700.

HARET M. — Technique d'exploration radiologique de l'estomac. Soc. de Gastro-entérol., Paris, 1922. *Arch. Mal. Appar. Digestif,* Paris, t. XII, 1922, pp. 482-495.

HARTMANN H. — Chirurgie de l'estomac (Travaux de Chirurgie). 6e série. Paris, 1926, Masson et Cie.

HADLEY F.-A. — Gastroptosis. *Australas Med. Gaz.* Sydney, 1913, XXXIII, pp. 565-568.

HOFMANN A. — Ueber Pyloropexie. *Zentralblatt für Chirurgie.* Leipzig, 1913, XI, p. 1169.

HAYEM G. et G. LION. — Ptose et dislocation de l'estomac, in *Traité de Médecine,* Brouard et Gilbert Thoinot. Paris, 1913, t. XVI, pp. 589-601.

HOLZKNECHT G. — Zur Röntgen-Diagnose der Magenatomie. *Wien. Med. Wchuschr.*, 1912, LXII, pp. 1045-1049.

HILGER W.-F. — Gastroptosis from a radiographic standpoint. Wiconsin M. J., Milwantree, 1911-12, X, pp. 648-651.

HARTMANN. — Gastrorraphie et gastropexie combinées. *Bull. et Mém.* Soc. Chir. Paris, 19 avril 1899, p. 443.

HUTCHISON R. — The principles of treatment in gastroptosis. *British Medical Journal*, London, 1910, I, pp. 1102-1104.

JANSON C.-W. — Gastric distress in gastroptosis. Long Island *Med. Journ.* Brooklyn, 1922, XVI, pp. 51-55.

M. JOLY. — Présentation d'images radiologiques de ptose vraie : Discussion Dr A. Béclère. A. Béclère et Joly. *Bull. et Mém.* Soc. Radiol. Méd. de France, octobre 1927, pp. 275-276.

KORBSCH R. et SCHUTTE — Zur Lagerung bei der Gastroskopie. *Med. Klin.* Berl., 1925, XXI, p. 324.

KUTSCHER-LISSBERG E. — Magensenkung und Magenanheftung nach Rovsing. *Deutsche Ztschrift. für Chirurgie*, Leipzig, 1924, CLXXXV, pp. 129-136.

KLAPP et RIESS. — Die Anheftung des Gastroptotischen Magens an die Rippen. *Archiv. für Klinische Chirurgie*, Berl., 1921, CXVIII, pp. 125-137, 20 fig.

KAMMERER F. — Gastro-enterostomy for gastroptosis. Annals Surgical, Philadelphia, 1915, LXI, p. 630.

KRAFT L. — Gastroptose og gastropexi. *Hosp. Trd. Kobenh*, 1911, 5, R. IV, pp. 793-814, 3 pl., pp. 1143-1149 : 1193, 1228.

LANIEZ G.-J. — Etat physique et fonction respiratoire chez les ptosiques (Recherches personnelles). *Thèse* de Lille, 1924-25.

G. LYON. — Le traitement des ptoses. *Bulletin Médical*, Paris, 1922, XXXVI, n° 21, 17-20 mai, p. 407.

LATARJET. — Résection des nerfs de l'estomac. Technique opératoire. Résultats cliniques. *Bulletin* de l'Académie de Médecine de Paris, 1922, 3 sér., LXXXVII, p. 681.

Ch. de LUNA. — Etude de l'évacuation gastrique dans les ptoses gastro-duodénales. *Marseille Médical*, 15 juin 1923, pp. 613-630.

LICK E. — Devons-nous opérer un estomac ptosé ? *Arch. für Klinik Chirurgie*, t. CXXXVII, p. 1, 19 sept. 1925, pp. 174-182.

LUQUE M.-J. — Contribucion al estudio de las gastroptosis y su tratamiento ortopedico. *Repert. de Méd. y Cirug. de Bogotá*, 1923-24, XV, pp. 387-398.

DE LUNA. — Le syndrome duodénal dans la ptose gastrique. *Marseille Médical*, 1926, LXIII, pp. 1261-1271.

P. LECÈNE et R. LERICHE. — Thérapeutique chirurgicale, t. III, 1926, p. 107, Paris.

LE NOIR et SABLES. — Hypersthénie totale ; étude comparée de la morphologie, de la motilité, de l'évacuation et du chimisme gastrique. *Presse Médicale*, Paris, 6 mars 1926, n° 19.

H. MOORE et F.-E. WHEATLEY. — Splanchnoptosis gastroptosis and enteroptosis clinical consideration and review. *Boston Medical and Surgical Journal*, pp. 226-232, feb. 10 1927.

T. MARTINI. — Gastroptosis *Semana Medica*, 28 oct. 1926, pp. 1118-1125.

MARIANI. — Die Gastroptose. *Centralblatt für Chirurgie*, Leipzig, nov. 1923.

MARTIN B. — Behandlung der Gastroptose durch Resektion. *Zentralblatt für Chirurgie,* Leipzig, 1925, LII, pp. 2226-2229.

MARCHESINI O. — Contributo al trattamento chirurgico della gastroptosi-ectasia idiopatica. *Policlinica Roma,* 1924, XXXI, sez. chir., pp. 26-50.

T. MARTINI et J. COMAS — *Bulletin Médical,* 1927, n° 32, 3 et 6 août, p. 901. *Dolichogastrie ei Gastroptose.*

MAROTTA R.-G. — Le ptosi gastriche : note semeiologiche e nuovi concetti terapeutici. *Folia Medica,* Napoli, 1923, IX, pp. 783-790.

MALUSCHEW D. — Ueber die verschiedenen modifikationem der Bier'schen Gastroptoseoperation. *Zeutralblatt für Chirurgie,* Leipzig, 1923, I, pp. 55-57.

MAAG O. — Der Magen als Inhalt einer Skorathernie infolge hochgra diger Gastroptose. *Deutsche Ztschr. f. Chir.,* Leipzig, 1920, CLII, pp. 121-140.

MEAD (Kate C.). — Gastroptosis in its relation to gynecology. *Med. Woman's J.,* Cincin, 1923, XXX, pp. 161-165.

MOSHER E.-M. — (Atony) A method of emptying the stomach by muscuhar pressure. *Med. Woman's J.,* Cincin, 1922, XXIX, pp. 1-4.

MONTEIRO J. — Um caso de ptose do estomago. *Brazil Med.,* Rio-de-Janeiro, 1920, XXXIV, p. 290.

MARIANI C. — La piloropessia intraparieto-musculare quale nuovo metodo di esclusione pilorica nella gastroptosi con gastroectasia. *Policlinica Roma,* 1913, XIX, sez. prat., pp. 1177-1179.

MAZERAN. — A propos de la gastroptose et des conditions de la cure chirurgicale. *Bull. et Méd.* Soc. Méd. de Paris, 1923, n° 1, 12 janvier, p. 2.

MORO G. — Ueber die Gastroptose. *Beitrag zur Klinische Chirurgie.* Tübingen, 1910, LXXI, pp. 458-481, 1 pl.

MAC LAREN A. et DAUGHERTY L.-E. — Pyloroptosis ; gastric atony as the original cause of neurasthenia and its cure. *Surgical Gynec. et Obst.* Chicago, 1911, XIII, p. 223. *Ann. Surg.,* Phila., 1911, LIV, pp. 306-312, 3 pl.

T. MARTINI et J. COMAS. — Les « chutes » de l'estomac. *La Clinique,* Paris, 1927, décembre, p. 487.

MC GUIRE M.-H. — Surgical relief of a case of gastroptosis. New Orleans *Med. & Surg. Journ.,* 1911-12, LXIV, pp. 773-777.

MARTIN (Berlin). — Sur le traitement de la ptose gastrique par la résection. *Zeutralblatt für Chirurgie,* t. LIV, 6 août 1927, pp. 2003-2014, 15 fig.

MICHON P. — (Revue Critique) La Gastroscopie. *Annales de Médecine,* t. XVI, juillet-décembre 1924, pp. 146-166.

J. MEYSENC. — L'atonie gastrique. Symptomatologie. Pronostic. Etiologie. Traitement. *Thèse* de Paris, 1926.

NIEDEN H. — Beitrag zur Actiologie der akuten Magenlähmung. *Archiv. für Klinische Chirurgie,* Berliner, 1921, CXVII, pp. 338-422.

NEUFELD K. — Erfahrungen mit der Rovsing schen Operation. *Beitrag zur Klinische Chirurgie,* Tiibingen, 1921, CXXII, pp. 710-712.

VON NOORDEN C. — Zur Therapie der Gastroptose. *Therap. d. Gegenw.,* Berl., 1910, LI, pp. 1-4.

ORATOR V. — Beitrag zur Gastroptosenfrage. *Archiv. für Klin. Chir.*, Berl., 1926, CXXXIX, pp. 539-546.

ORTH O. — Zur Operation der Gastroptose. *Zentralblatt für Chirurgie*, Leipzig, 1926, LIII, p. 84.

OURY P. — Traitement radiothérapique des affections gastriques. *Thèse* de Paris, 1925. Le Francois, 277 p. 8°.

OUSLEY J.-W. — Gastroptosis. *Journal Missouri Medical*. Association Saint-Louis, 1910-11, VIL, pp. 305-310.

PAUL E. — Erfahrungen mit der Ptosenoperation naels Perthes. *Archiv. füur Klin. Chir.*, Berlin, 1925, CXXXIV, pp. 698-708.

PARLAVECCHIO G. — La cura delle ptosi gastriche. *Cultura medica moderna*, Palermo, 1925, IV, pp. 1-10.

PIOT E. — La radiothérapie des affections de l'estomac. *Arch. d. Mal. de l'Appareil Digestif* (etc.), Paris, 1924. XIV, pp. 813-835.

V. PAUCHET. — Relâchement gastrique (R. G.). Gastroptose : dilatation de l'estomac. *Clinique*, Paris, 1922, XVII, pp. 31-35.

PERTHES G. — Erfahrungen mit der Operation der Gastroptose. *Arch. f. Klin. Chir.*, Berl., 1922, CXX, pp. 441-471.

M. PIERI. — Gastroptose. Opération de Perthes. Société de Chirurgie de Marseille. Séance du 2 février 1925. *Archives Franco-Belges de Chirurgie*, 1925, XXXIII, pp. 537-541.

PRAT. — Traitement chirurgical des ptoses de l'estomac. Soc. Méd. et Climatol., Nice, 1925, n° 6 nov., p. 29.

PRAT. — Traitement chirurgical des ptoses de l'estomac et du transverse. *Archives Médico-Chirurgicales de Province* (Tours), an. XVII, 2 février 1927, p. 43.

PAUCHET V. — La gastroptose : son traitement médical et chirurgical (d'après les travaux étrangers). *Journal de Médecine de Paris*, 1923, XLII, pp. 91-95, p. 21.

PUST. — Die Gastroptose und ihre operative Heilung durch einfache Magenfaltung. *München. Med. Wchnschr.*, 1923, LXX, pp. 15-17, 7 fig.

PRON L. — Les maladies de l'estomac et leur traitement en clientèle, Paris, 1921, 3e édit., 364 p. 8°.

PAMPLONA A. — Ptose gastrica. *Tribuna Medica*, Rio-de-Janeiro, 1920, XXVI, pp. 273-275.

PAUCHET V. — Gastroptose (Traitement). *Presse Médicale*, Paris, 1918, pp. 189-191.

PETRÉN G. — [A case of gastroptosis 3 ½ years after gastropexy]. *Hygica* Stockholm, 1915, LXXVII, pp. 781-791.

PERTHES G. — Ueber Operation der Gastroptose unter Verwendung des Ligamentum teres hepatis. *Zentralblatt füur Chirurgie*, Leipzig, 1920, XLVII, pp. 818-821.

PAGENSTECHER E. — Gastropexie vermittelst des Ligamentum teres. *München. Med. Wchnschr*, 1913, LX, p. 24.

PAUCHET V. — La Gastroptose. Conditions de la cure chirurgicale. *Courrier Médical*, Paris, 1923, LXXIII, n° 3, 20 janvier, p. 26.

PANCOAST H.-K. — The X ray diagnosis of gastroptosis. Fenn. M.-J. Athens, 1913-14, XVII, pp. 540-545.

PERMAN E.-C. — Tvenne (2) fall af gastroptos behandlade med gastropexi. *Hygica*, Stockholm, 1913, LXXV, pp. 59-67.

PAGENSTECHER E. — Zur Befestigung des gesunkenen Magens mittels Ligamentplastik. *Zentralblatt für Chirurgie*, Leipzig, 1913, XI, p. 1558.

T. ROVSING (Copenhague). — Un cas de gastroptose totale avec dilatation de l'œsophage. *Hospitalstidende*, 1er janvier 1913, pp. 1-11 avec 4 fig.

REHFUSS M.-E. — The analysis of gastroptosis. *American Journal Gastro-Enterol.*, Philadelphia, 1914, IV, pp. 10-20.

ROSEWATER N. — Preventive and non-operative treatment of the prolapsed stomach and other abdominal viscera. *Lancet. Clinic.*, Cincinati, 1911, CV, pp. 204-211.

ROUGEUX Ed. — Contribution à l'étude des ptoses gastriques. La dislocation verticale de l'estomac. *Thèse* de Lyon, 1910.

RUBOW V. — Nogle bemaerkningen i anledning af striden om gastroptose-behandlindlinger. *Nord. Tidsskr. f. Terapi*, Kobenh, 1910-11, IX, pp. 239-243.

ROVSING T. — Teori og empiri i gastroptose-sporgsmaalet. *Nord. Tidsskr. f. Terapi*, Kobenh, 1910-11, IX, pp. 128-141, 185, 212, 249.

RANSOHOFF J. — Le traitement opératoire des gastro-entéroptoses. *The Boston Medical and Surgical Journal*, t. CLXVII, n° 11, 12 sept. 1912, pp. 347-353.

VON ROTHE. — Noch einmal die Gastroptose. *Zentralblatt für Chirurgie*, Leipzig, 1921, XLVIII, pp. 1189-1191.

F. RAMOND. — L'atonie gastrique. *Progrès Médical*, Paris, 1921, 3 sér., XXXVI, p. 553.

· La dislocation pylorique. *Paris Médical*, 1922, XLIII, pp. 274-276.

F. RAMOND et Ch. JACQUELIN. — *Manuel de Gastroscopie clinique*, Paris, 1924.

ROGER J.-T. — Extreme gastroptosis clinically cured by Rovsing's operation. *Southern Medical Journal*, Birmingham, 1918, XI, pp. 745-747.

F. RAMOND. — L'atonie gastrique et son traitement. *Journal de Méd. et Chir. prat.*, 1923, XCIV, 25 juillet, p. 55.

— L'atonie gastrique et son traitement. *Paris Médical*, 1926, pp. 326-329.

— *Traité des maladies de l'estomac et du duodénum*, Paris, 1927.

RAMOND F. et JACQUELIN C. — L'atonie gastrique. *Progrès Médical*, Paris, 1924, XXXIX, pp. 638-642 ; 1925, *Presse Médicale*, 1er août.

RACHET J. — La gastroscopie : étude clinique et expérimentale. *Thèses* Paris, 1926, G. Doin et Cie, 124 p. 8°.

RICHARD A. — De la physio-pathologie du muscle gastrique, de la gastrotonométrie et du traitement de certaines dyspepsies à type atonique. *Thèse* de Paris, 1924, 55 p. 8°.

ROLLER W. — Ueber einen Fall von Magenatonie nach Billroth. I. *Zentralblatt für Chirurg.*, Leipz., 1925, LII, p. 790.

ROUSSEL Max. — Contribution à l'étude du traitement chirurgical des ptoses gastriques par la plicature du petit épiploon. *Thèse* Paris, 1923, 30 p. 8°, n° 70.

RUDOLF A. — Erfahrungen über die Chirurgische Behandlung der Gastroptose. *Beitrag zur Klinische Chirurgie,* Tübingen, 1922, CXXVII, pp. 223-228.

RAMOND F. — L'atonie gastrique et son traitement. *J. de Méd. et Chir. prat.,* Paris, 1923, XCIV, pp. 505-510.

— Les troubles de la mobilité gastrique : la ptose et la biloculation. *Action Médicale,* Paris, 1923, X, pp. 113-117.

ROWSING T. — Gastrocoloptosis ; its pathologic significance and its surgical treatment. *Journ. Amer. Med.,* Assoc. Chicago, 1912, LIX, pp. 334-338 (Discussion), 342.

SCHNEIDER E. — Warum versagen die Gastroptoseoperationen ? *Arch. f. Klin. Chir.,* Berl., 1926, CXXXIX, pp. 767-776.

STEMMLER W. — Die operative Behandlung der Gastroptose (Verlänfige Mitteilung). *Zeutralblatt für Chir.,* Leipzig, 1926, LIII, pp. 984-987.

SCHLOESSMANN H. et ROHRIG E. — Nachuntersuchungen nach Magensenkungsoperationen mit Magenaufhängung am Lig. teres hepatis. *Beitrag zur Klin. Chir.,* Berl., II, Wien. 1926, CXXXVI, pp. 9-37.

SCHÜTZ E. — Ueber « Ptose » und « Atonie » des Magens. Wien. *Klin. Wchnschr.,* 1925, XXXVIII, pp. 1378-1381.

SANT' ANGELO E.-C. — Concepto de la dolicogastria. *Rev. Med. del Rosario,* 1926, XVI, pp. 261-269.

STRAUCH. — Diagnostic et traitement de la gastroptose. *Deutsche medizinische Wochenschrift* (Berlin). An. LII, n° 42, 15 octobre 1926.

SÉNÉCHAL et ROUDOULY (Revue Générale). — Gastrocoloptose et gastrocolopexie. *Gazette des Hôpitaux* de Paris, 24 mars 1923, pp. 381-387.

STEFFELAAR M. — Gastropexy. *Nederl. Tijdschr. v. Geneesk.,* Amst., 1921, LXV, pp. 1515-1519.

STONER W.-C. — The problem of gastroptosis. *Ohio. Med. Journ.,* Colombus, 1921, XVII, p. 237.

SCHIASSI B. — Gastroptosiectasia idiopatica e suo trattamento. *Policlinica,* Roma, 1922, XXIX, sez. chir., pp. 490-524.

SCHENCK E. — Die Röntgensymptome der Gastroptose und Gastrektasie, bzw der nichtchirurgischen Magenerkrankungen im Vergleich zu den übrigen klinischen Untersuchungsbefunden. *Verhandl. d. deutsch. Kong. f. innere Med.,* Wiesbaden, 1912, XXIX, pp. 149-152.

SATTERLEE G.-R. et LEWALD L.-T. — One hundred cases of watertrap stomach. *Journal American Medical,* Associat. Chicago, 1913, LXI, pp. 1340-1344 (Discussion), 1348-1350.

SOPER H.-W. — The treatment of gastroptosis. J. Missouri Med. Assoc. Saint-Louis, 1911-12, VIII, p. 284. *Weckly Bull.* Saint-Louis, M. Soc., 1912, VI, p. 50.

SCHLESINGER A. — Zur Lehre von der Akuten Magenatonie. *Verhandl. d. Berl. Med. Gesellsch,* 1911, Berlin, 1912, XLII, 2, Teil, pp. 84-90.

SCOLA G. — Un caso di gastroplegia post-operatoria. *Gazz. d. Osped.*, Milano, 1912, XXXIII, p. 963.

SPICER R.-H.S. — Gastroptosis. *British Medical Journal.* London, 1910, I, p. 1202.

SCHLESINGER E. — Weitere Aufschlüsse über den Befund und die Genese der Gastroptose durch das Röntgenbild. *Deutsches Archiv. für Klin. Med.*, Leipzig, 1912, CVII, pp. 555-572.

— Le traitement de la gastroptose par la résection cunéiforme du segment moyen de l'estomac. *Mitteilungen aus den Grenzgebieten der Medizin und Chirurgie,* t. XXV, fasc. 3, 1912, pp. 527-538, 10 fig.

TRONCONI D. — Su un caso di cardioptosi (Morbo di Rummo). *Corriere Sanitario Milano,* 1910, XXI, pp. 757-775.

TADDEI C. — Tre casi di gastrectasia acuta post-operatoria in operati con rachianestesia novocainica. *Gazzetta internaz. di Med.*, Napoli, 1911, XIV, pp. 557-564.

TANSINI J. — Sulla cura chirurgica della gastroptosi. *Morgagni Milano,* 1914, LVI, p. 2, 641-656.

TUFFIER et AUBOURG. — L'estomac, le duodénum, le gros intestin dans la position debout et couché. *Presse Médicale,* Paris, 29 avril 1911, p. 344.

THOMAS. — Ptoses de l'estomac et de l'intestin après l'accouchement. *Thèse* de Paris, 1912-13.

L. TIMBAL. — Les troubles de l'évacuation dans les ptoses gastriques, *Toulouse Médical,* 1er nov. 1922 n° 21, p. 846.

— De l'antagonisme existant souvent entre la forme et le fonctionnement des organes digestifs. *Arch. Mal. Appar. digestif,* Paris, t. XV, n° 3, 1925, pp. 229-237.

TARRUELLA J. — Le signe de l'opacité semi-lunaire dans la gastroptose virginale. *Paris Médical,* 1925, LVIII, pp. 437-441.

TIERNY A. (D'après Schneider E.). — Traitement de la gastroptose. *J. Méd.*, Paris, 1926, XLV, p. 670.

L. TIMBAL. — Les troubles de l'évacuation dans les ptoses gastriques. *Arch. Mal. Appar. Digestif,* avril 1925.

TROELL A. — Ein Beitrag zur Gastroptosefrage, speriell unter radiologischsen Gesichtspunkt. *Archiv. für Klinsche Chirurgie Berliner,* 1915-1916, CVII, pp. 239-278, 2 pl.

THOMAS T.-T. — The support of the stomach after the Beyea gastropexy. *Fenn. Med. J.*, Athens, 1916-17, XX, pp. 241-247.

URRUTIA L. — Sobre el tratamiento quirurgico de la gastroptosis. *Rev. Clin. de Madrid,* 1914, XII, pp. 390-394.

VOGEL. — Ueber Operation der Gastroptose unter Verwendung des Lig.-teres hepatis. *Zeutralblatt für Chir.*, Leipzig, 1920, XLVII, p. 1101.

A. VOLPATI. — Contribution à l'étude du traitement chirurgical de la gastroptose. *Thèse* de Montpellier, 1925.

VAUTRIN. — De la dislocation verticale de l'estomac. Traitement chirurgical. *Congrès français de Chirurgie,* Paris, 23 octobre 1901, p. 499.

VILBISS C.-N. et MC CALL A.-C. — A case of gastroptosis and neurosis ; prepared for the clinic of Prof. J.-C. Hemmeter. *Hospit. Bull. Univ.*, Maryland, Balt., 1910, VI, p. 46.

S. WEILER. — Sphanchnoptosis prolapse of stomach and duodenum : 4 radiograms. *Rev. Med. del Rosario*, pp. 505-511, décembre 1926.

WAINWRIGHT J.-M. — The surgical treatment of gastroptosis. *Penn. M. J.*, Athens, 1914-15, XVIII, pp. 465-469.

WIGHTMAN. — A case of gastroptosis with chronic pancreatitis simulating carcinoma of the stomach. *West. M. Rev.*, Omaha, 1914, XIX, p. 32.

WEHNER E. et BOKER *H.* — Ueberblick über die operative Behandlung der Gastroptose und ihre Resultate. München. *Med. Wchnschr*, 1923, LXX, pp. 52-54.

WEISS S. — Zur Operativen Behandlung der Gastroptose. *Deutsche Ztschr. f. Chir.*, Leipzig, 1909, CII, pp. 537-541.

PRAT. — Splanchnoptosis surgical treatment of gastric and colonic ptosis. *Arch. Med. Chir. de Province*, fév. 1927, pp. 43-50.

YOUNG (J. Van D.). — Gastroptosis. *Amer. Journ. Obst.*, New-York, 1913, LXVII, p. 1197.

ZAAIJER J.-H. — Maagptosis. *Nederl. Tijdschr. v. Geneesk.*, Amst., 1916, I, pp. 723-725.

SERMENT

En présence des Maitres de cette Ecole, de mes chers condisciples et devant l'effigie d'Hippocrate, je promets et je jure, au nom de l'Etre suprême, d'être fidèle aux lois de l'honneur et de la probité dans l'exercice de la Médecine. Je donnerai mes soins gratuits à l'indigent, et n'exigerai jamais un salaire au-dessus de mon travail. Admis dans l'intérieur des maisons, mes yeux ne verront pas ce qui s'y passe ; ma langue taira les secrets qui me seront confiés, et mon état ne servira pas à corrompre les mœurs ni à favoriser le crime. Respectueux et reconnaissant envers mes Maîtres, je rendrai à leurs enfants l'instruction que j'ai reçue de leurs pères.

Que les hommes m'accordent leur estime si je suis fidèle à mes promesses ! Que je sois couvert d'opprobre et méprisé de mes confrères si j'y manque !

En ma qualité de Censeur de tour, j'ai lu la thèse ayant pour titre : *Du Traitement Chirurgical des Ptoses Gastriques par l'opération de Perthes*, par M. Raymond ACQUAVIVA.

Je pense que la Faculté peut en permettre l'impression.

Montpellier, le 26 mai 1928.

Le Professeur,
JEANBRAU.

Vu :

Montpellier le 26 mai 1928.

Le Doyen,
EUZIERE.

Vu et permis d'imprimer :

Montpellier le 29 mai 1928.

Le Recteur,
J. COULET.

Société Anonyme du Sémaphore de Marseille, 17-19, Rue Venture

www.ingramcontent.com/pod-product-compliance
Lightning Source LLC
LaVergne TN
LVHW050436160826
845677LV00002BA/728

* 9 7 8 2 3 2 9 6 7 5 0 9 1 *